MÉMOIRE

PRÉSENTÉ A LA SOCIÉTÉ MÉDICALE DE NICE

sur les

EAUX MINÉRALES & THERMALES

DE

BERTHEMONT-ROQUEBILLIÈRE

dans la vallée de la Vésubie (Alpes–Maritimes)

par

le docteur POLLET.

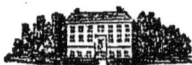

NICE,
IMPRIMERIE CAISSON ET MIGNON.
—
1865.

MÉMOIRE

PRÉSENTÉ A LA SOCIÉTÉ MÉDICALE DE NICE

sur les

EAUX MINÉRALES & THERMALES

DE

BERTHEMONT-ROQUEBILLIÈRE

dans la vallée de la Vésubie (Alpes-Maritimes)

par

le docteur POLLET.

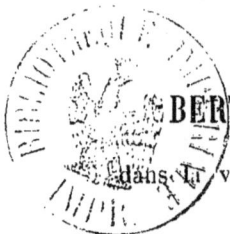

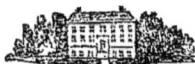

NICE,

IMPRIMERIE CAISSON ET MIGNON.

—

1865

A Messieurs les Membres de la Société Médicale de Nice.

MESSIEURS,

Ce travail est, dans sa première partie, l'historique très abrégé des eaux minérales de Berthemont.

La deuxième partie est la topographie de cette admirable contrée; j'ai copié un feuillet de la nature.

Enfin, la dernière partie, qui est l'exposé très succinct des analyses faites jusqu'ici par divers savants et le récit fidèle de mes propres appréciations, traite des propriétés chimiques, physiques et médicales de ces eaux.

L'unique but de ce rapport, Messieurs, est d'appeler toute votre attention sur des sources qui doivent, très certainement, rendre les plus grands services à notre département et enrichir notre ville de Nice par leurs propriétés médicales et leur proximité.

PREMIÈRE PARTIE.

Historique. — Si nous jetons un coup d'œil sur les diverses histoires écrites sur Nice et les Alpes-Maritimes [1], nous voyons que, dès l'an 261 de l'ère chrétienne, les eaux minérales et thermales de Berthemont (Roquebillière) avaient leur réputation médicale, comme Nice avait déjà la sienne pour la bonté et la douceur de son climat.

L'impératrice CORNÉLIE SALONINE fut envoyée à Nice à cette époque, sur les conseils de ses médecins, pour réparer sa santé épuisée.

Cette impératrice ayant trouvé sa guérison sous l'influence du beau ciel de Nice et des eaux minérales de Berthemont, voulut donner une preuve éclatante de sa reconnaissance aux habitants de ces pays, et, suivant les inspirations de son âme généreuse, elle les prit sous sa protection,

(1) PAULUS ORASIUS, *in annal.* GALLIEN, ZONARAS, TREBELLIUS POLLIO, *de antiq. hist. natur.*

leur fit accorder la liberté de conscience et de culte, arrêta les persécutions du féroce Claudius, alors préfet de Nice, qui leur imposait l'adoration de Jupiter, d'Apollon, de Diane et de Junon dont les temples en ruines existent encore à Cimiés et à Bendejeun [1], commune de Châteauneuf; elle mit enfin un terme à l'œuvre du bourreau dont la hache venait de faire tomber la tête de l'évêque martyr Pontius. [2]

Les populations, en souvenir des bienfaits de l'impératrice Cornélie Salonine, lui firent élever sur la porte principale de Cimiés un monument public dont Gioffredo, Sulzer et Papon découvrirent l'authenticité par cette inscription :

CORNELIÆ SALONINÆ

SANCTISSIM. AVG.

COVIG. GALLIENI

JUNIORIS AVG. N. ORDO.

COMOSSEL. CURANT.

AVRELIO, JANUARIO.

V. E.

On ne peut donc mettre en doute que du temps des Romains, comme aujourd'hui, la beauté du ciel, la douceur du climat de Nice et les eaux minérales et thermales de Berthemont jouissaient d'une grande célébrité.

[1] *Bona Junonis.*
[2] Baronius, *Annal. Christ.* Gioffredo, *Nic. civit., monument. illust.*, lib. ii, pag. 75.

En 1564, les thermes de Berthemont furent détruits de fond en comble par de très fortes secousses de tremblement de terre, accompagnées d'un bruit souterrain qui ressemblait à des décharges réitérées de grosses pièces d'artillerie; les villages de St-Martin, de Berthemont-Roquebillère, de Belvédère, de la Bolène, de Lantosque, etc., etc., furent presque détruits; la plus grande partie des habitants périrent, et les bestiaux furent ensevelis sous des monceaux de ruines; le cours de la Vésubie fut obstrué, arrêté pendant quelque temps; une montagne en calcaire-alpin se fendit et l'on vit sortir des flammes et des gerbes de feu, sans aucune éruption volcanique.

Cette montagne qui fait face au nouvel établissement de Berthemont, fournit les ruisseaux de *les Crotos* et de *Figuiera*, qui viennent se jeter dans celui de *Lancioures*.

En 1663 de nouvelles constructions furent faites sur les masures romaines, grâce à la libéralité de madame Royale, femme d'Emmanuel Philibert. Ce sont ces constructions dont on aperçoit encore aujourd'hui les ruines, qui furent emportées par les avalanches de neige, vers la fin du dernier siècle.

Les siècles et les cataclysmes ont pu effacer en partie la trace des constructions romaines, mais non la célébrité de cette riche province. Notre époque, qui voit renaître les peuples civilisés, nous amène encore dans cette contrée prédestinée les plus illustres malades de l'Europe. Tout le monde sait que non seulement l'impératrice douairière

(Feodorowna) de Russie, le roi de Wurtemberg ont passé à Nice les dernières années de leur vie, mais que ce pays a continué d'être la résidence préférée des empereurs, des rois, des princes, des grands ducs, etc. Aujourd'hui n'est-il pas le rendez-vous des empereurs de France, de Russie et du roi des Belges? l'impératrice MARIE, épouse d'Alexandre II, empereur de Russie, n'est-elle pas venue parmi nous d'après les conseils judicieux de ses médecins, comme l'impératrice Cornélie Salonine y était venue en 261, sur l'avis des docteurs romains, et quinze siècles plus tard la princesse Pauline, sœur de Napoléon Ier? ·

Les chroniques de Gioffredo, Fodéré, Risso, Bertini, Richelmi, Durante, Roubaudi, nous montrent que cette réputation s'est toujours maintenue à travers les âges. Durante raconte que pendant son séjour, en 261, l'impératrice Salonine visita plusieurs fois les eaux thermales de Berthemont à Roquebillère, « très renommées à Rome et dans toute l'Italie, » et il ajoute: « Il existait alors au vallon de Lancioures, à peu de distance du dit village, dans un endroit maintenant inhabité, des bains en pierre de taille, avec des édifices attenant, dont on retrouve encore quelques restes et qui portent tous les indices de la construction romaine. Les eaux chaudes de ces sources se conservèrent longtemps en grande réputation pour la guérison des maladies d'atonie, de respiration, de stagnation d'humeurs, et de stérilité. Qu'on ne pense pas que ces sources salutaires se soient perdues!.. elles existent avec les mêmes propriétés qui les faisaient rechercher du temps des Romains.

« Il ne faudrait qu'un peu plus d'industrie et d'amour du bien public pour les rendre de nouveau à l'usage des malades étrangers ou du pays, qui ne manqueraient pas de les fréquenter pendant les chaleurs de l'été. »

Les souhaits de l'historien vont être réalisés. L'heureuse annexion des Alpes-Maritimes à la France, si désireuse de doter cette belle contrée de toutes les richesses de l'industrie moderne, est venue, en activant la construction des routes projetées, seconder l'entreprise du nouveau propriétaire des sources de Berthemont, M. Bergondi, qui vient de relever cette précieuse station thermale.

Citons maintenant l'autorité de Fodéré [1]: « Il existait autrefois, au vallon de Lancioures, à peu de distance du village de Berthemont, dans un endroit maintenant inhabité, des bains en pierres de taille avec des édifices attenants, dont on retrouve encore quelques restes, et qui portent tous les indices de la construction romaine. Les eaux chaudes de ces sources se conservèrent longtemps en grande réputation pour la guérison des maladies d'atonie et de stagnation d'humeurs. »

Risso [2], dans son *Histoire des Alpes-Maritimes*, mentionnait quatre sources. « Dans la vallée de la Vésubie, dit-il, aux vallons de Lancioures et de

(1) FODÉRÉ, 1821, *Voyage aux Alpes-Maritimes*.
(2) RISSO, 1826.

les Crotos, terroir de Roquebillère, sourdent à travers les fissures de gneiss qui composent ces montagnes, des sources minérales sulfureuses assez abondantes. Elles sont employées dans les affections chroniques des divers organes. »

Plus tard, Roubaudi [1], dans son ouvrage sur Nice et ses environs, indique quatre sources principales d'eau minérale à Berthemont, peu éloignées les unes des autres. « La plus élevée, vers le nord, appelée *Saint-Michel*, jaillit du flanc méridional des *Bresses*, à cinquante pas environ du vallon de *Lancioures*. Une autre, celle de *St-Jean-Baptiste*, située au pied de la même montagne, au-dessous du sentier qui mène à *Lancioures*, coule, au milieu de broussailles, dans un trou qui sert, au besoin, de baignoire. La troisième, la plus abondante de toutes, celle de *St-Julien*, occupe presque le lit du torrent *les Crotos*, elle est voisine d'une masure, dernier débris d'un établissement. Enfin la quatrième source, appelée *St-Jean*, que le peuple prétend être la plus abondante, coule dans le lit du torrent de *l'Espaliart* entre celle de *Saint-Julien* et de *St-Jean-Baptiste*.

« Les eaux de ces sources sont parfaitement claires et limpides, légèrement onctueuses au toucher; leur saveur est à peine sensible; leur odeur fort désagréable et analogue à celle des œufs couvés. Si on les laisse quelque temps au contact de l'air, elles perdent presque toute leur odeur et un peu de leur limpidité. Elle déposent un léger précipité

(1) *Nice et ses environs*, ROUBAUDI, 1843.

blanchâtre, composé en grande partie de soufre hydraté, qu'on peut aisément recueillir aux lieux où elles ruissellent. Examinées dans un grand réservoir, elles présentent, à leur surface, un aspect oléagineux qui disparaît si la quantité d'eau est peu considérable. »

Terminons, pour ne pas prolonger cet historique, par quelques citations de l'*Histoire des Alpes-Maritimes* de Gioffredo: [1] « Nos Alpes ne manquent pas de ce bénéfice signalé de la nature. Il se trouve dans diverses localités plusieurs sources de ces eaux salutaires, parmi lesquelles celles de Vinadio, de Valdieri, de Berthemont-Roquebillère et de Digne, tiennent le premier rang. De notre temps trois fontaines ont été découvertes à Berthemont, le principe minéral de l'une de ces sources est le fer, l'autre est le vitriol, et le principe de la troisième est l'or avec la prépondérance du bitume, ainsi que nous l'a affirmé dans une lettre le proto-médecin Jules Torrini, après s'être rendu sur les lieux et les avoir attentivement examinés.

« On y voit les murs d'anciennes habitations qu'on y avait construites pour la commodité des malades, ce qui prouve qu'autrefois ces bains ont été connus et fréquentés, bien qu'ils aient été ensuite en grande partie détruits par les neiges et les avalanches, qui avaient en même temps couvert les sources qui maintenant commencent de nouveau à être fréquentées.

[1] GIOFFREDO, 1652, *Mémoires* imprimés en 1839.

« On y accourt de divers endroits, avec succès, pour indispositions, paralysie, lèpre, asthme, dartres, hypocondrie, stérilité et autres semblables maladies. »

« Pendant que j'écris ces choses, ajoute Gioffredo, nous sommes informés par un rapport très remarquable du médecin François Raiberti, qui vient de m'être adressé par Pierre Laurenti, curé de Belvédère, que ces trois fontaines se trouvent à un peu plus d'un mille de Roquebillère (à Berthemont), dans une vallée tempérée, cultivée, arrosée par d'autres sources d'eau commune, aux pieds de montagnes très-élevées.

« En 1653, le proto-médecin Emmanuel Reinaldo, ayant fait l'analyse de toutes ces eaux, les trouva très-utiles pour les cas ci-dessus désignés, et l'expérience a démontré qu'elles sont salutaires pour ces différentes maladies. »

DEUXIÈME PARTIE.

Topographie. — Berthemont est un village agréablement situé, à huit lieues de Nice, à une heure des frontières d'Italie; son élévation, au-dessus du niveau de la mer, est d'environ mille mètres.

Trois diligences font le service tous les jours de Nice à Roquebillère en six heures; des mulets font celui de Roquebillère à Berthemont en une heure.

Le parcours de Nice à Berthemont côtoie une longue chaîne de montagnes échelonnées qui se déroulent successivement aux regards du voyageur, en lui offrant un magnifique panorama des merveilles de la nature. Au milieu de ces montagnes, sur la commune de Duranus, si l'on s'arrête un instant à l'endroit dit *le saut des Français*, près d'une croix en bois, l'œil ne peut, sans effroi, mesurer la profondeur des sites sauvages que l'on domine. L'étendue de l'abîme n'est réellement mesurable que par le bruit sourd et engouffré du torrent.

A la chute du jour, au moment où le crépuscule envahit l'atmosphère et où les étoiles sortent

une à une des ténèbres comme autant de réalités
éternelles cachées dans les profondeurs de l'infini,
cette gorge ne paraît plus que comme un gouffre
noir s'enfonçant dans le flanc des montagnes. Le
spectacle est encore plus saisissant dans la saison
où le vent achève la chûte des feuilles et par un
beau clair de lune.

Les voyageurs attardés ne peuvent s'empêcher
alors de penser aux innombrables histoires et légendes des anciens barbets de la contrée. L'aspect
sauvage de ce lieu, où se sont commis tant de
crimes, paraît hérissé de piéges affreux. Dans la
nuit tout épouvante et prend, avec l'ombre, des
formes suspectes; les anfractuosités que l'on dis-
tingue parmi les rochers paraissent des fosses entr'ouvertes, autour desquelles semblent rôder des
silhouettes farouches pour surveiller les cadavres,
victimes de la superstition et du crime. Les scènes
de rage implacable et l'éternelle désolation laissée
aux familles des malheureuses victimes, se repré-
sentent plus vives que jamais à l'esprit. Rien n'est
plus majestueux le jour que cet endroit, rien n'est
plus effrayant le soir, rien n'est plus sinistre la
nuit.

La route, en quittant Nice, longe le Paillon; et,
après une demi heure de parcours, laisse, sur la
gauche, l'abbaye de St-Pons qui fut fondée en 775;
à peu de distance on voit poindre les ruines d'une
antique chapelle qui couvrent un roc coupé à pic; la
tradition, dit Roubaudi, raconte que c'est là que fut
décapité St-Pons. On arrive ensuite à une gorge que

borne au fond le château de St-André pittoresque-
ment bâti sur un rocher, tout couvert, au midi, de
cactiers-raquettes, d'agaves d'Amérique, et ombragé,
au nord, par des tulipiers gigantesques. Derrière
ce château, à un quart de lieue de distance, on
aperçoit une grotte en pierre de tuff, dont la voûte
sert de pont à la route qui vient de traverser le
village de St-André; à cet endroit elle offre aux
regards des sites agréables et des échappées de plus
en plus pittoresques, à chaque détour que fait la
route entre les montagnes agrestes, elle rappelle
celles de la Suisse et de la Savoie. On traverse
les villages de Tourrettes, Levens, pays natal du général Masséna, le Cros d'Utelle situé au bord de la
Vésubie et entouré de magnifiques oliviers, Duranus,
autrefois l'antre des *barbets*, un petit tunnel de quarante à cinquante mètres de longueur taillé dans le
roc; on descend ensuite la montagne, et, après avoir
passé le village de la Rivière, et laissé à gauche
le couvent des Cordeliers avant d'entrer à Lantosque,
on continue jusqu'à Roquebillère, en laissant sur
sa droite la Bollène et Belvédère sur le versant
d'une montagne couverte de riantes cultures. Très
prochainement, les travaux en cours d'exécution
pour atteindre St-Martin-Lantosque seront achevés.

Depuis le village de la Rivière jusqu'à St-Martin-
Lantosque la route longe la vallée de la Vésubie.
Cette belle vallée est inondée de lumière dès le
point du jour. Le ciel y rayonne dans sa majestueuse
sérénité. Le climat y est fort doux. La nature y
semble sourire en voyant la nouvelle voie de com-
munication lui apporter la richesse et le bonheur.

prévenus ou trompés , femblent défefpérer de ma juftification. Pourquoi faut-il donc que la calomnie ait tant d'avantages pour nuire , & que l'innocence ait fi peu de reffources pour fe juftifier? Un feul mot fuffit pour incriminer , tandis qu'il faut fouvent à l'innocent les plus grands efforts pour prouver feulement qu'il n'eft pas coupable ; il eft même rare que la juftification la plus complette détruife les impreffions cruelles de l'accufation ; & toujours les bleffures de la calomnie laiffent après elles quelque cicatrice.

Malheur-fur-tout à l'homme public , qu'un ennemi ou un méchant accufe avec intrépidité , dans ces momens critiques où la défiance eft éveillée, & où le Peuple , pénétré du fentiment de fes maux , en cherche les auteurs jufques parmi ceux à qui il avait donné fa confiance. Le Peuple eft admirable dans le choix de fes Repréfentans ; il eft jufte dans toutes fes affections , dans fa haine comme dans fon amour. Mais il eft fufceptible de prévention , & cette prévention n'eft pas facile à détruire , quand elle lui vient de la part de ceux-là même qui devraient l'éclairer.

Je fuis bien éloigné de me plaindre de la conduite de quelques Membres de la Municipalité à mon égard. Je loue & je remercie même ceux qui, par des dénonciations franches & directes , ont provoqué ma juftification, en paraiffant defirer de me trouver digne d'eux & de la confiance publique. Mais je ne faurais témoigner les mêmes fentimens à

ceux qui , par des dénonciations indirectes , ou plutôt par des délations infidieufes , veulent , fous les faux dehors d'une perfide indulgence , donner pourtant à croire qu'ils ne difent pas tout ce qu'ils pourraient dire , & ofent ainfi prétendre à l'eftime publique & à ma reconnaiffance.

Quelque foient néanmoins les motifs différens qui animent & les uns & les autres , je faurai faire fervir également & la haine & l'amitié à ma juftification. Fort de mon innocence , préfumant bien de mes Concitoyens , raffuré par les principes falutaires d'une Légiflation protectrice & humaine , je brave fans crainte les ennemis du bien public , mes ennemis perfonnels , cette claffe nombreufe d'envieux , qui efpèrent toujours d'acquérir ce qu'ils peuvent faire perdre aux autres , & j'ajouterai même , cette claffe encore plus nombreufe d'hommes malheureux & dignes de pitié , qui n'aiment à croire que le mal , toujours portés à décrier leurs femblables & à calomnier la nature humaine.

Je ne me diffimule point combien il a été facile de prévenir le Public contre moi , avec les preuves menfongères que la cupidité audacieufe a furprifes à ma confiance , & dont elle a voulu encore fe faire un titre à elle-même ; mais j'aime à croire que cette prévention ne faurait réfifter long-tems à l'évidence des faits & à la force des raifons, qui fe réuniffent pour faire éclater ma juftification & confondre la calomnie.

Il exifte une prévarication grave par fes confé-

quences : il exifte donc un coupable. Le fubalterne qui m'accufe pour fe juftifier eft-il un impofteur ,
ou bien fuis-je un prévaricateur ? Voilà ce qu'il importe de découvrir pour l'intérêt public & pour
l'intérêt de l'innocence. Mais je ne puis penfer que
l'on balance un inftant entre ce fubalterne , déjà convaincu par fes complices & par fes propres œuvres ,
& un Magiftrat , dont toute la conduite éloigne
l'idée d'un crime qu'il eût d'ailleurs commis fans intérêt, & contre fes principes connus.

Ce n'eft pas que je réclame une prédilection qui
outragerait ma fenfibilité autant que les principes
fondamentaux de notre nouvelle Conftitution. Je ne
demande que juftice & protection , & j'ai droit de
vous les demander , mes chers Concitoyens. En m'é-
levant aux fonctions Municipales , vous avez con-
tracté envers moi l'engagement de me garantir des
pièges de la méchanceté & des traits de la calomnie,
comme j'ai formé envers vous l'obligation de défendre vos intérêtss. Si j'ai trahi votre confiance , dé-
vouez-moi à l'opprobre qui doit flétrir le Magiftrat
prévaricateur ; mais fi je fuis calomnié , hâtez-vous
de me venger (a). Ecoutez-moi donc & jugez ;

(a) Ma juftification n'a tardé fi long-tems de paraître que
par la difficulté de me procurer les pièces , quoique publiques,
qui m'étaient néceffaires. Il ne m'a été poffible de les avoir ,
que Vendredi de la femaine dernière , quoique je les aie récla-
mées avec inftance depuis les premiers momens des Motions
& des Délibérations.

mais écartez auparavant toute prévention : c'est le premier acte de justice que vous me devez.

Dès les premiers jours que la nouvelle Municipalité fut établie, je fus nommé Membre du Comité des Boucheries, & quelques jours après, on me donna les détails de la Police, sans me décharger de cette première commission. Le double fardeau était sans doute au-dessus de mes forces ; mais je ne consultai que mon zèle & mon amour pour la Patrie.

Je m'empressai de prendre des renseignemens des personnes instruites relativement aux Boucheries ; & pour cela, je m'adressai à ceux qui avaient renoncé à de pareilles entreprises, parce que je dûs les croire désintéressés & experts. Il résulta de mes conférences avec eux, & je fus pleinement convaincu, que pour éviter les abus & les monopoles de l'accaparement des bestiaux, qui pourrait être pratiqué par l'union de diverses Compagnies de Fournisseurs, il fallait que la Commune elle-même achetât des premiers vendeurs, ainsi que ces Compagnies, une certaine quantité de bestiaux, qui serait revendue pour son compte.

Je consultai, d'un autre côté, les frères Arnaud, fournisseurs connus, avec toute la réserve & toute la défiance néanmoins que doivent inspirer des hommes intéressés & partiaux. Ils voulurent me persuader que la liberté la plus entière, favorisant la plus grande concurrence de Vendeurs, était le seul moyen de procurer au Public la viande à un prix modéré. Je combattis leur système par toutes les

obfervations que j'avais faites ou recueillies , fans leur faire connaître pourtant mon opinion. Je n'en eus jamais d'autre réponfe que celle-ci : *Liberté entière , ou vous mangerez la viande chère.*

Leur réponfe ne me fit point changer d'avis. Je reftai toujours mieux convaincu de l'avantage du fyftème , de faire acheter par la Commune une partie des beftiaux néceffaires à la confommation de la Ville. Il me fembla voir que les acheteurs de beftiaux ne cherchaient qu'à introduire des abus fous le voile impofant de la liberté. Je m'en rapportai de préférence à l'opinion de ces hommes défintéreffés , qui , parlant d'après leur ancienne expérience , me démontrèrent que , pour affurer la véritable liberté fur cet article , il fallait néceffairement fuivre de près ceux qui pourraient pratiquer de pareils monopoles, connaître les prix du bétail en Foire , auffi bien qu'eux-mêmes , & empêcher, par ce moyen , la furhauffe du prix de la viande.

Tel fut auffi le vœu que je portai dans trois différens Confeils. Il fut celui de divers Officiers Municipaux ; mais il ne fut pas celui de la majorité du Confeil. Nous demandâmes qu'il fût fait un Verbal d'opinions pour manifefter notre vœu ; mais le Confeil s'y refufa , & nous cédâmes à la décifion de la majorité. La liberté de la viande fut ainfi établie. Convaincu de la réalité du danger de cette liberté indéfinie , je prédis alors au Confeil , qu'à Pâques même , nous mangerions la viande à neuf

fous , & peut-être à dix. Ma prédiction ne s'est mal-
heureusement que trop vérifiée.

Je puis avancer, fans crainte d'être démenti, que
je n'ai jamais ceffé de m'élever contre tout ce qui
pouvait favorifer les monopoles. Il fut queftion dans
un Confeil, de difcontinuer l'arrentement de la Bergerie que la Commune tient à Ferme ; je m'y oppo-
fai fortement, parce que je crus que la poffeffion de
cette Bergerie, qui fervait d'entrepôt aux beftiaux ,
était un obftacle au monopole que je craignais. J'ob-
fervai d'ailleurs , qu'en vendant à un fou la livre
feulement le foin acheté précédemment par la Commune , pour les approvifionnemens néceffaires , on fe
dédommagerait par-là du loyer de la Bergerie. Ces
raifons déterminèrent le Confeil ; & il fut délibéré
que la Commune refterait chargée de la Bergerie ;
ce qui décida implicitement la vente du foin pour
les animaux qu'on y hébergerait.

J'attefte volontiers tous les Officiers Municipaux &
les Membres du Confeil, s'il n'eft pas vrai que je me
fois conftamment diftingué par ma fcrupuleufe févé-
rité envers les frères Arnaud & F. Niel ; qui font les
principaux fourniffeurs. Jamais , en effet , je ne les
ai perdus de vue; fouvent je les ai mandés , pour
leur reprocher la cherté de la viande. Je l'ai fait pu-
bliquement dans les Salles de la Commune. Je l'ai
même fait en plein Confeil, où je me rappelle de
leur avoir dit, en ces propres termes : « Qu'il était
» bien étrange qu'à Aix , où la viande eft grevée
» d'une impofition, le prix en fût beaucoup plus bas

» qu'à Marfeille ; que cette différence ne pouvait
» provenir que de leurs monopoles, & qu'ils en feraient
» affez pour que le Peuple, indigné, ne fe vengeât fur
» eux de la cherté exceffive de la viande. » Je me
rappelle même que les frères Arnaud & Niel , voulant repouffer le reproche du monopole par la
fauffe excufe de la rivalité & de la haine qui ré-
gnaient entr'eux , *au point de s'entregorger* ; je les
démentis & les convainquis de fauffeté par des faits
qui s'étaient paffés fous mes yeux , & qui prouvaient
leur intelligence & leur accord. Je dois obferver
cependant, qu'en faifant ces reproches à ces gros
Accapareurs, je n'ai jamais pu les adreffer , quant aux
frères Arnaud , qu'au Sr. Martin leur Commis princi-
pal ; qui fe préfentait toujours pour eux , & que
F. Niel eft le feul qui les ait reçus en perfonne.

Qu'on me pardonne ces détails ; tout minutieux
qu'il paraiffent , ils font propres à éclaircir certains
faits dont la calomnie pourrait encore abufer. On
verra bientôt qu'ils préparent ma juftification. Voici
le moment où je vais me raprocher des principales
inculpations.

Un règlement fage défend d'égorger de la viande
dans la Ville & dans les Fauxbourgs , ailleurs qu'à
la Boucherie ; il permet d'en égorger dans le Terroir. En faifant ce règlement , on omit de fixer une
amende pour les cas de contravention ; un Confeil-
général , tenu fubféquemment, fuppléa cette omiffion
& porta le prix de l'amende à fix livres par mouton
& à dix-huit livres par bœuf. J'ai prononcé & reçu

quelques-unes de ces amendes , qui ont été paſſées
dans un regître dépoſé ſur le Bureau de la Police ,
dont la deſtination était pour les pauvres , & dont
l'emploi a été exactement marqué dans le même regître, avec la date de chaque jour (b). J'ai pris
quelquefois ſur moi de réduire ces amendes , lorſque
le déſeſpoir des contrevenans me paraiſſait tel , qu'il
eût été peut-être inhumain de ne pas adoucir un
peu la diſpoſition de la Loi. Il m'eſt arrivé même de
condamner ſimplement les contrevenans à envoyer
telle quantité de viande à l'Hôpital , que je leur in-
diquais (c), lorſque je reconnaiſſais leur impuiſſance
de payer en argent l'amende prononcée. On s'éton-
nera , ſans doute , que le produit de ces amendes ait
été auſſi modique. Mais il faut ſavoir que pour établir la contravention ſuivant le règlement , il faut
trouver *en flagrant délit* , & l'on ſent que cette cir-
conſtance doit rendre la conviction plus difficile &
plus rare.

Je ne dois pas oublier ici un fait eſſentiel à rapporter , c'eſt celui d'un Marchand de viande , qui fut
condamné à une amende de vingt-quatre livres ,
pour avoir égorgé du bétail à la Baſtide de M. Borely,
ſituée à la Plaine St. Michel. Ce Marchand vint
m'annoncer enſuite qu'il conſentait à payer les droits

(b) Le montant de ces diverſes amendes, qui ne ſe ſont élevées qu'à 189 livres , & dont le ſolde de 84 liv. a été par moi
remis à M. Arnavon.

(c) Les Reçus des deux Econômes de l'Hôtel - Dieu & de
l'Hôpital de la Charité en font foi.

B

d'*égorgeage* , pourvu qu'on lui permît d'égorger dans cette même Baſtide. Je lui repréſentai que ſon offre était inutile , parce que ſi cette Baſtide faiſait partie du Faubourg St. Michel , la permiſſion ne pouvait lui être accordée à quelque prix que ce fût ; & que ſi au contraire , elle ſe trouvait encore dans le Terroir , il n'avait pas beſoin de cette permiſſion. Je finis par demander à ce Marchand , pourquoi il s'opiniâtrait à ne pas vouloir égorger à la Boucherie ; il me répondit qu'à la Boucherie on ne déshabillait pas bien la viande , & que cela éloignait ſes pratiques ; que cependant , ſi on lui permettait de déshabiller lui-même ſa viande , il irait égorger à la Boucherie , & paierait les frais ordinaires. Je ne pus m'empêcher de lui répondre que ſa propoſition était juſte , & qu'il pouvait la mettre en pratique. M. Conte, Commis au Bureau de Comptabilité a été , autant que je puis m'en rappeler , témoin de cette converſation. Le réſultat en eſt aujourd'hui indifférent , puiſqu'il a été reconnu que la Baſtide de M. Borely était dans le Terroir de Marſeille & non dans les Fauxbourgs ; qu'il pouvait par conſéquent y égorger ſans payer les frais de la Boucherie & ſans craindre de tomber en contravention ; enfin , que l'amende par lui payée devait lui être reſtituée ; ce qui a été effectivement exécuté ; mais la converſation en elle-même n'eſt point indifférente pour moi , en ce qu'elle prouve que j'ai toujours raiſonné & agi d'une manière bien oppoſée aux imputations calomnieuſes qui me ſont faites.

Cependant je me suis vu accuser d'une prévarication grave, lorsque je ne pouvais en soupçonner ni
la nature ni les circonstances. J'ai entendu gronder
l'orage autour de moi sans douter que c'était moi qui
l'avais excité; depuis quelques jours on disait qu'il
avait été accordé des permissions à prix d'argent,
pour laisser entrer dans la Ville des moutons & des
bœufs égorgés dans le Terroir ; certainement j'étais
loin de croire que quelques unes de ces exactions
avaient été autorisées par ma signature. Aussi serait-
il difficile d'exprimer ma surprise & mon accable-
ment, lorsque des Membres du Conseil me montrè-
rent deux de ces permissions, revêtues de ma signature, que je ne pus méconnaître. J'avais d'autant
moins lieu de m'attendre à cette étrange découverte,
que dans les premiers momens que le Sr. Sapet fut
accusé d'avoir établi ces exactions abusives, lui de-
mandant moi-même quelle pouvait être la somme qui
avait été perçue, il me répondit *que c'était une misère*
de 54 livres ; & il s'écria tout de suite : *compte-t-on*
relever une chose de si peu de conséquence ?

On peut juger par-là de toute la force de ma surprise & de mon indignation, lorsque le Sr. Sapet
interrogé sur cette accusation, le Conseil tenant,
eut l'audace de répondre que j'avais été à son Bureau avec des Marchands de viande, & que je lui
avais dit que ces Marchands voulaient payer les
droits, si on leur permettait d'égorger hors la Ville
& les Fauxbourgs.

Je rapporterai tantôt le reste des réponses faites

par ce Commis. On y verra dans quel abyme de
contradictions & d'impostures manifestes il s'est jetté,
pour pallier ses prévarications ; on y verra de quelle
manière il est démenti par le Sr. Arnaud, son com-
plice, ou tout au moins l'instrument de ses malver-
sations ; on y verra sur-tout avec quel excès d'audace & de scéleratesse il a cherché à rejetter sur moi
toute l'horreur de sa conduite.

Je ne puis néanmoins m'empêcher de convenir que
les apparences déposaient contre moi. Des permissions
ayant ma signature ; un Commis attestant que j'avais
été lui présenter à son Bureau des Marchands de
viande qui voulaient payer les droits, si on leur permettait d'égorger hors la Ville & les Fauxbourgs ;
voilà, j'en conviens, des faits plus que suffisans
pour croire que j'avais autorisé ces exactions abusives. Aussi je n'ai cessé d'applaudir à la délicatesse
& au zèle de M. le Maire, de M. Arnavon & des
autres Membres du Conseil, qui ont voulu donner à cette affaire la plus grande publicité. J'ai pensé avec eux que le Public devait être satisfait ou
vengé ; qu'il fallait que le Magistrat accusé fût ri-
goureusement puni s'il était infidèle, & justifié avec
éclat, s'il était innocent. J'ai même pensé que l'Ad-
ministrateur de la chose publique devait être non-
seulement irréprochable, mais encore exempt de
soupçon ; & prévenant en cela le vœu du Conseil,
j'ai déclaré que je m'abstenais de toutes fonctions
Municipales, jusqu'à ce qu'une justification complète
eût dissipé jusqu'au moindre nuage sur mon Administration.

Il eſt tems à préſent que j'engage un combat
douloureux ſans doute dans ſon principe, mais dont
l'iſſue ne peut qu'être glorieuſe & ſatisfaiſante pour
moi. Aſſez de peines & de tourmens ont déchiré
mon ame depuis l'inſtant où la calomnie a voulu flétrir ma réputation ; voici le moment où je vais être
conſolé de tant de maux. C'eſt celui de ma juſtification ; c'eſt celui où mes Concitoyens connaîtront
tout-à-la-fois & l'accuſation & les vrais coupables.

Des permiſſions abuſives ont été accordées à prix
d'argent à des Marchands de viande. Voilà le délit
que l'on a dénoncé. Cinq de ces permiſſions ſe trouvent ſignées par moi. Les autres l'ont été, dit-on,
par les Srs. Sapet & Arnaud. J'atteſte que je n'en
ai ſigné aucune avec connaiſſance de cauſe, & que
puiſque mes ſignatures exiſtent, elles doivent m'avoir
été ſurpriſes. Je ſais bien que ma dénégation ſeule ne
peut détruire un fait. Auſſi ſuis-je bien éloigné de
dénier ce fait, qui eſt ma ſignature. Mais ce fait peut
être arrivé de diverſes manières. Il peut être arrivé
ſans mon aveu, ſans ma connaiſſance, en un mot,
par l'effet de la ſurpriſe ; & cette explication, qui
eſt la vraie, eſt d'ailleurs juſtifiée par toutes les pré-
ſomptions & par les réponſes elles-mêmes de ces
deux Commis tout mal-intentionnés envers moi &
tout impoſteurs qu'ils ſont.

Je n'aurais pas beſoin de peindre la faibleſſe de
ma vue ; elle eſt connue de la plupart de mes
Concitoyens. Privé d'un œil, réduit à l'uſage d'un
ſeul, qui s'obſcurcit & s'affaiblit tous les jours ; liſant

enfin avec peine l'écriture la plus raprochée de ma
vue, j'offre à l'homme de mauvaife foi, qui veut
abufer de ma confiance, les plus grandes facilités à
me tromper. Je me ferais défié fans doute d'un
inconnu, qui m'aurait préfenté quelque pièce à figner;
mais pouvais-je me défier de ceux qui étaient pla-
cés par la confiance de la Municipalité, & qui
étaient en quelque forte nos coopérateurs dans l'adminiftration publique ? J'attefte tous les hommes en
place, tous les Miniftres de la juftice, tous les hommes publics, tous les Négocians, tous ceux, en un
mot, qui, dans leurs fonctions ont befoin de coopérateurs fubalternes; ne diront-ils pas tous qu'ils
font à la merci de leurs Greffiers, de leurs Secré-
taires & de leurs Commis, & que dans certains
momens de grandes occupations, la défiance, qui
eft un vrai tourment dans tous les tems, offrirait
alors un embarras infurmontable ?

Chargé, comme je l'ai dit, des détails de la Police, me trouvant par-là plus à portée de figner les
différens actes qui doivent être fignés & légalifés
par les Officiers Municipaux; entouré prefque toujours de trente perfonnes, de qui je recevais des
plaintes, ou à qui je faifais des réprimandes; il
m'eût été impoffible, au milieu de ce bruit, &
de tant d'embarras, de voir de près ce que l'on
me préfentait à figner. J'étais par conféquent forcé
de m'en rapporter à la bonne foi des Commis;
& quand même j'eus été moins accablé de divers
objets qui m'occupaient ordinairement, mes infirmi-

tés m'euffent toujours expofé à être facilement
trompé. On doit être d'ailleurs perfuadé que , lorfque le Commis qui pratiquait ce brigandage, voulait
me furprendre quelque fignature , il avait foin de
mettre à profit les momens où j'étais le plus embar-
raffé.

Je fens bien que la prévention ne regardera peut-
être ces raifons que comme des allégations & des
fubtilités ; mais d'abord je n'en dois pas moins dire
ce qui eft, ce qui ne peut pas être autrement. Enfuite
je demanderai à tout homme jufte , s'il y a lieu de
croire que, voulant prévariquer dans mes fonctions ,
je l'eûs fait auffi groffièrement que la nature de ces
permiffions l'indique. A moins de me fuppofer un
aveuglement qui irait au-delà de toute expreffion ;
eft il à préfumer que j'eus fait expédier à ces payeurs
de droits indûs des permiffions qui ne pouvaient pas
tarder, comme la chofe eft arrivée, de faire découvrir
le brigandage ? Il eft certain que de toutes les manières de prévariquer , c'eût été la plus mal-adroite,
& la plus propre à manquer fon but.

Et d'ailleurs , quel motif affez puiffant eût pu me
porter à cette étrange malverfation ? Suivant le dif-
cours imprimé de M. le Maire , & fuivant la teneur
des regîtres , la totalité de ce qui a été indûmeut
perçu pendant cinq jours , fe borne à cinquante-qua-
tre livres. On doit juger par-là , qu'une pareille malverfation , dont la durée devait être néceffairement
courte , ne pouvait pas produire des fommes importantes ; or , fi l'on réfléchit que diverfes per-

fonnes devaient avoir part à ce honteux profit, on aura la juſtice de penſer que, pour un ſi modique intérêt, je n'eus point voulu ſacrifier ma réputation, mon état, l'honneur de ma place, ma vie même. Du moins c'eſt ainſi que raiſonnent ceux qui connaiſſent le cœur humain ; & j'aurai la préſomption d'ajouter ceux qui connaiſſent mes principes, & ſur-tout mon attachement à la choſe publique.

Mais, ſi j'en crois mes calomniateurs & mes ennemis eux-mêmes, on ne me reproche pas d'avoir reçu le moindre produit de ces exactions abuſives; on n'oſe pas dire que j'aie retiré ou dû retirer le moindre prix de mes prétendues prévarications. Quel eſt donc, je le demande, le motif qui m'aurait rendu prévaricateur, violateur de mon ſerment, infidèle à mes Concitoyens ? J'aurais donc été coupable & ſouillé de tant de crimes, ſans motif, ſans intérêt, ſans eſpoir ſeulement d'un avantage à venir. La folie ne va pas juſqu'à ſe rendre auſſi gratuitement criminel, & la prévention ne peut aller juſqu'à adopter des accuſations auſſi invraiſemblables.

Cependant, au défaut de motifs ſenſibles & vraiſemblables, l'imagination féconde de la calomnie n'a pas manqué de me prêter des motifs ſecrets & détournés. C'eſt dumoins ce que la haine & l'amitié m'ont également appris. On a ſuppoſé que, pour favoriſer quelques gros fourniſſeurs de viande, j'avais voulu écarter les petits, en les aſſujettiſſant

à

à des droits exceffifs ; & l'on a tiré de cette fuppofition la conféquence atroce, que ma prévarication avait fait porter au plus haut prix la viande de boucherie. Il faut avouer que jamais la calomnie ne fut plus méchante & plus dangereufe, qu'en liant, comme elle l'a fait ici, fes imputations aux calamités publiques. Heureufement la conféquence paraît évidemment auffi fauffe que le principe. D'abord, il n'eft point exact de dire que les droits indûment exigés mettaient des entraves aux petits fournisseurs, puifque ne payant que comme les gros fournisseurs l'équivalent des frais de boucherie, ils étaient au pair les uns des autres. D'ailleurs il eft abfurde de prétendre que cinq jours de perception obfcure aient pu éloigner les petits fournisseurs, & rendre l'introduction de la viande moins abondante. Si le prix a été plus haut dans ce tems-là que jamais, c'eft que, jufques au mois de Mai, le taux doit augmenter & diminuer enfuite jufques en Juillet, époque à laquelle il fe foutient pendant longtems.

Il eft donc injufte d'attribuer à une caufe paffagère & imperceptible l'augmentation du prix de la viande, que la faifon feule occafionne. Il n'y a que l'intention de nuire qui puiffe avoir confondu des caufes & des effets, qui étaient abfolument indépendans les uns des autres. Du refte, la conféquence croule néceffairement avec le principe; puifque je n'ai eu aucune part à la fabrication frauduleufe de ces permis, que je n'ai eu aucune forte de liaifon,

C

ni avec les petits , ni avec les gros fournisseurs
& que je ne me suis jamais occupé d'eux que pour
prévenir leurs monopoles , punir leurs contraventions , & veiller à la subsistance publique.

Je défie enfin mes ennemis de pouvoir me prêter un motif visible ou caché , présent ou à venir , qui ait pu me rendre coupable de la prévarication qu'on m'impute. Ma signature existe , il
est vrai , au bas de quelques-uns de ces permis ,
dont le nombre est , dit-on , fixé à cinq ; & cer-
tes , si ces signatures n'existaient pas , aurais-je besoin de combattre l'accusation ? aurait-on pu seulement porter le simple soupçon jusqu'à moi? Mais
quiconque m'a déja lu , sans prévention , ne peut
qu'avoir suspecté la manière dont ces signatures ont
été mises au bas de ces permis. On reconnaîtra
bien plus clairement la surprise qui m'a été faite,
lorsqu'on aura entendu les Srs. Sapet & Arnaud,
ces deux auteurs de la malversation ; lorsqu'on aura vu les contradictions, les réticences, les invrai-
semblances & les impostures , qui sont renfermées
dans leurs réponses. Il est essentiel que le Public
connaisse ces deux pièces, soit pour ma propre justification , soit pour porter une opinion juste sur
les commis infidèles , qui voudraient rejeter sur
moi le fardeau de leurs crimes.

Interrogatoires & réponses du Sr. SAPET.

„ Interrogé de quel droit & en vertu de quel
ordre il a signé des permissions pour entrer de la
viande morte dans la Ville.

„ A répondu que des Marchands de viande ont été à fon Bureau , avec M. Lieutard , Officier Municipal , dire qu'ils vouloient payer les droits , fi on leur permettait d'égorger hors la Ville & les Faux-bourgs.

„ Interrogé s'il écrivait lui-même les permiffions, ou s'il fe bornait à les figner.

„ A répondu qu'*il n'a fait que les figner.*

» Interrogé par qui lefdites permiffions lui étaient préfentées pour les figner.

» A répondu que lefdites permiffions lui étaient préfentées par le fieur Arnaud.

» Interrogé fi le fieur Arnaud lui a également préfenté les deux permiffions du 20 Mai 1790 , qui ne font fignées que de lui & de M. Lieutard , Officier Mnnicipal.

» A répondu qu'il en a préfenté lui-même une à M. Lieutard , à qui il l'a lue , & qui l'a fignée , ne fachant qui lui a préfenté l'autre.

» Interrogé de qui il tenait lefdites deux permiffions.

» A répondu qu'elles étaient écrites par un des commis du bureau.

» Interrogé s'il fait qui a écrit lefdites permiffions.

» A répondu qu'il croit reconnaître l'écriture du fieur Anglés , un des commis.

» Interrogé fi les quatre permiffions que nous lui repréfentions , font les feules qu'il ait figné.

» A répondu qu'il fe rappelle , qu'outre lefdites

quatre permiſſions il y en a encore quelques autres dont il ignore le nombre.

» Interrogé s'il ne tenait pas un Regître ou Cayer où étaient inſcrits les noms de ceux à qui on donnait des permiſſions.

» A répondu que non ; mais qu'il croit que ce Cayer a été tenu par le ſieur Arnaud.

» Interrogé qui eſt celui qui avait rédigé le formulaire des dites permiſſions.

» A répondu qu'il l'ignore ; & a ſigné. *ſigné*, Sapet.,, Je relèverai tantôt ce qui peut me charger dans les réponſes du ſieur Sapet. Je n'aurai pas de peine à en prouver l'invraiſemblance & la fauſſeté. Mais je veux auparavant faire connaître quelle foi l'on doit ajouter à ce commis ; il ſuffit pour cela de lire les réponſes du ſieur Arnaud lui même , quoique placé par lui , & quoique ſon émiſſaire.

» J'ai été placé (c'eſt le ſieur Arnaud qui parle)
» par M. Sapet avec la protection de M. Jean Fran-
» çois Lieutaud ; M. Sapet m'a placé Controlleur
» Général , en le diſant à M. Durbec vérificateur
» aux Bureau du vin. Je priai de me donner & de
» me conſerver cette place à mes amis , qui pou-
» vaient quelque choſe à cela. M. Sapet me dit un
» jour d'aller par ordre de M. Bertrand , Officier
» Municipal , voir ſi l'on n'égorgeait pas aux treize
» eſcaliers , faubourg de la Porte d'Aix ; qu'il était
» défendu d'égorger aux faubourgs , & que j'y tins la
» main , pour que perſonne n'y égorge. J'ai trouvé
» des perſonnes que j'ai amenées à la Commune,

» mais je n'ai jamais rien exigé pour compte de la
» Commune, ni de perfonne. Un jour, dont je ne me
» rappelle pas la date , mais qui eft fur le Regiftre
» dont je vais parler , M. Sapet me dit : *Allez pren-*
» *dre un regiftre chez M. Buiffon notre libraire , vous*
» *y mettrez les noms des perfonnes qui viendront pren-*
» *dre un permis pour égorger hors des faubourgs , &*
,, *vous en porterez un aux trois controlleurs qui font*
,, *aux portes d'Aix, des Réformés, de Rome, & un qua-*
,, *trieme que vous donnerez au Sédentaire de la porte de*
,, *Notre - Dame du Mont ; regître où lefdits*
,, *controlleurs écriront la quantité de moutons , bœufs*
,, *& brebis qui entreront pour les perfonnes munies du*
,, *permis , en y obfervant qu'elles mettent la quantité*
,, *& qualité des viandes derrière leur permis.* Ces
,, permis étaient pour huit jours ; & au bout de huit
,, jours , d'envoyer le porteur du permis à la Com-
,, mune pour payer ce qu'il devrait , & que nous lui
,, livrerions un autre permis pour huit *autres* jours; avant
,, que les premiers huit jours fuffent expirés , M.
,, Merle, Officier Municipal , me défend de délivrer
,, de pareils permis ; c'eft ce que j'ai fait , & par
,, conféquent je n'ai rien retiré , puifque les huit
,, n'étaient pas expirés ; je ne crois pas, MM., que ce
,, que je viens de dire , puiffe m'attirer la haine de
,, perfonnes honnêtes , par ce que j'ai dit la vérité de
,, tout ce que je peux favoir fur ce fait. *figné*, Arnaud.
,, Je déclare de plus avoir écrit les permiffions ci-
» deffus fous la diftée de M. Sapet. *figné*, Arnaud. ,,

Oppofons à préfent le langage du Sr. Sapet à celui du Sr. Arnaud.

Si l'on en croit le Sr. Sapet, il n'a fait que signer quelques permiffions, dont il ignore le nombre, qui lui étaient préfentées par le Sr. Arnaud,
qui étaient écrites par un des Commis du Bureau,
dans lefquelles il croit reconnaître l'écriture du Sr.
Anglés, un des Commis; & dont il croit qu'il était
tenu un regiftre ou cahier par le Sr. Arnaud, igno-
rant d'ailleurs *qui eft celui qui avait rédigé le formulaire defdites permiffions.*

Si l'on en croit au contraire le Sr. Arnaud, c'eft
le Sr. Sapet qui a fait la difpofition de cet odieux
établiffement; c'eft le Sr. Sapet qui lui a donné ordre
d'aller chercher un regiftre pour y infcrire les noms
des perfonnes qui viendraient prendre un permis
pour égorger hors des faubourgs ; c'eft le Sr. Sapet qui lui a ordonné d'en porter un aux trois Con-
trôlleurs des portes d'Aix, des Réformés & de Rome , & un quatrième au Sédentaire de la porte de
Notre-Dame-du-Mont, pour y écrire la quantité de
moutons, bœufs & brebis; c'eft encore le Sr. Sapet
qui lui a fixé le tems & l'emploi de ces permis ;
c'eft enfin le Sr. Sapet *qui lui a dicté ces permiffions.*

Réfumons leurs contradiêtions : fuivant le fieur
Arnaud, c'eft le fieur Sapet qui a tout ordonné,
tout fait, tout créé, pour la perception de ces
droits illicites. Si l'on ajoute foi au Sr. Sapet, il a
tout ignoré;la rédaêtion & le redaêteur du formulaire
de ces permiffions, le plan de l'établiffement, la diftri-
bution des agens fubalternes , & prefque la main

qui avait écrit les permiffions qu'il avait fignées , &
le nombre de ces permiffions ; car il dit feulement
qu'il *croit* reconnaître l'écriture du Sr. Anglés , un
des Commis , & qu'il ignore le nombre des permiffions qu'il a fignées.

Auquel de ces deux hommes faut-il ajouter foi?
Sans doute, aux yeux de la Loi & de la raifon,
l'affertion d'un homme n'a pas plus de poids que
celle d'un autre , quand toutes chofes font d'ailleurs égales ; mais il eft des préfomptions qui ,
par leur nature , doivent faire pencher la balance.
L'on vient de voir , par exemple , que le Sr. Arnaud
avait été placé par le Sr. Sapet , & qu'il recevait
fes ordres en tous points. On ne croira donc pas
que ce foit le Sr. Arnaud qui ait prefcrit & ar-
raché au Sr. Sapet les permiffions qu'il a fignées.
On ne croira pas non plus que le Sr. Sapet ait été
féduit & trompé par le Sr. Arnaud. La connaiffance des deux perfonnes exclut une pareille idée.
Il eft donc fenfible que c'eft le Sr. Sapet qui a
créé l'établiffement , & qui a endoctriné le Sr. Arnaud , de la manière que celui-ci le rapporte dans
fes réponfes. Ce n'eft pas que le Sr. Arnaud n'ait
un peu profité de l'exemple ; car vingt perfonnes
ont vu une permiffion fignée par le Sr. Arnaud
feulement , en faveur de Louis Barthelemi & Com-
pagnie , qui avaient payé pour cela 11 liv. 2 f. Il
eft vrai que le Sr. Arnaud a eu la précaution de
retirer cette permiffion , en rembourfant aux por-
teurs les fommes par eux données.

Le Sr. Sapet dira-t-il que c'est d'après mon invitation ou mes ordres, qu'il a dicté & signé ces permissions ? Remarquons d'abord qu'il n'a pas osé le
dire dans ses réponses, quoique porté à me calomnier.
Il s'est contenté de supposer que je lui ai présenté,
une fois, à son Bureau, des Marchands de viande,
qui voulaient payer les droits, si on leur permettait
d'égorger hors la Ville & les Faubourgs. Il avoue
même que c'est lui qui m'a présenté une de ces permissions à signer, ajoutant, à la vérité, cet impudent
mensonge, qu'il me l'avait lue avant que je la signasse.
D'ailleurs, il n'ose pas dire un seul mot, qui annon-
ce, de ma part, l'ordre de donner ou de vendre ces
permissions, qui suppose le moindre bénéfice pour
moi, qui puisse enfin le disculper d'avoir signé les
mêmes permissions où se trouve ma signature ; car,
il ne serait jamais excusable, quand même je l'aurais
invité à pratiquer ce brigandage ; & puisqu'il avoue
que c'est lui qui m'a présenté une fois, une de ces
permissions à signer, il est donc vrai que ce n'est
pas moi qui l'aurais induit à prévariquer. Mais comment le Sr. Sapet pourrait-il recourir à pareille ex-
cuse, lorsqu'on sait qu'il a signé seul, ou avec le Sr.
Arnaud, son protégé, plusieurs de ces permissions.

Il faut donc convenir que le Sr. Sapet est coupable, & coupable sous plusieurs raports : 1°. pour avoir
ordonné au Sr. Arnaud l'exécution de son plan ; 2°.
pour l'avoir favorisé par sa propre signature. Dès-lors
pourra-t-on hésiter un instant de lui attribuer le nouveau crime de m'avoir trompé, & surpris ma signature;

ture ? Quand même les contradictions , les invrai-
femblances, les réticences & les fuppofitions recon-
nues de fes réponfes ne prouveraient pas qu'il en a
impofé à mon égard , & qu'il m'a calomnié ; ne trouverait on pas dans ma conduite & dans les circonftances même de l'accufation , tout ce qui peut me
juftifier & repouffer jufqu'au fonpçon ?

Eh ! quelles font les preuves que l'on m'oppofe ?
L'affertion vague du Sr. Sapet, & quelques fignatures
furprifes qui font l'ouvrage du Sr. Sapet, c'eft-à-di-
re , que le Sr. Sapet feul dépofe & agit contre moi. A-
t-on vu que le Sr. Arnaud ait dit un feul mot à ma charge, quoiqu'il ait exécuté le plan quele Sr. Sapet lui avait
prefcrit ? Trouve-t-on un feul Commis de la Commune, qui ait dit, ou puiffe dire quelque chofe qui
m'incriminât ? Non , perfonne ne m'accufe, que celui qui a abufé de mes infirmités pour me tromper,
& de ma fignature pour tromper le Public. Quel
étrange renverfement d'idées ! le prévaricateur qui
m'a trompé, eft encore mon calomniateur ; & cependant , ce prévaricateur , ce calomniateur , continue
d'occuper paifiblement fon pofte , lorfque j'ai cru
devoir m'abftenir de toutes fonctions Municipales.

Je n'en dis pas davantage ; & je demande pourquoi
l'on a négligé d'entendre ces divers Marchands , à qui
les permiffions avaient été vendues ; les frères Arnaud & Niel , qui ont joué un grand rôle dans toutes ces fournitures de viande ; enfin, les divers Commis qui ont ou écrit les permiffions , ou perçu les
droits , ou été témoins des manœuvres des autres

D

Commis qui font accufés ; car , fi l'on veut connaître la vérité ; fi l'on veut ne pas confondre l'innocent avec les coupables , ces éclairciffemens font
néceffaires autant que juftes ; & je m'étonne avec
raifon , que l'on ait négligé des recherches qui ten-
dent autant à ma juftification , qu'à la conviction
des vrais coupables.

Il me femble qu'on n'aurait pas dû oublier que je
fuis attaqué & fufpendu dans mes fonctions ; ce
n'eft pas que l'attaque m'effraie , & que la fufpen-
fion m'inquiète. Irréprochable dans ma conduite ,
fier de la pureté des motifs qui m'animent , j'oppo-
ferai toujours ma confcience à la calomnie , & la juftice de mes Concitoyens , aux machinations de quelques méprifables ennemis. Je connais d'ailleurs la
fource impure qui a produit ces machinations. J'en
connais les moteurs , les agens & les refforts. Le
moment n'eft pas loin , où les méchans feront pris
dans leurs propres pièges , & l'innocence triomphera.

Je ne devrais pas m'arrêter au reproche que M.
le Procureur de la Commune a voulu me faire , quoiqu'il ne m'ait que défigné , d'avoir prononcé des
amendes d'une manière *arbitraire* & *illégale*. J'avoue
que , s'il entend par arbitraire , la réduction que
j'en ai fait quelquefois , lorfque les circonftances
femblaient pallier la contravention , ou exciter quelque pitié en faveur des contrevenans ; c'eft un tort
que j'ai réellement , mais qui , dans tous les tems
& dans tous les lieux , fut & fera ufité dans les
Tribunaux de Police , qui ne font autre chofe que

des Juridictions paternelles. Quant au reproché d'*illégalité*, je ne puis l'attribuer qu'au défaut de procès-verbal pour les contraventions que je puniffais par une amende. Mais j'avoue que je ne fuis point formalifte, & que je ne ferais pas même tenté de le devenir, depuis que je vois que la connaiffance des formes conduit fouvent à des écarts bien plus effentiels que l'omiffion de quelques ftériles formalités.

Je ne puis paffer fous filence certains bruits calomnieux, quelque vagues & quelque abfurdesqu'ils puiffent être. Il a circulé dans le Public, que j'avais porté jufqu'à 15000 livres mon compte de fournitures de balles à fufil pour la Commune, tandis qu'il ne va même pas à 1800 livres. On m'a encore imputé d'avoir fait enlever & porter chez moi des balles à fufil, qui étaient dans la Citadelle St. Nicolas, ou dans le Fort St. Jean. Il eft cependant vrai que c'eft Monfieur Pafcal, Officier Municipal, qui a été chargé feul de cette opération; & je déclare à ferment que je n'ai été, dans cette circonftance, ni à la Citadelle, ni au Fort; que je n'ai vu aucune de ces balles, & que j'ignore même le Magafin qui les renfermait.

Je termine ici ma réponfe, parce que je ne connais aucune autre imputation qui m'ait été faite. Je crois avoir victorieufement repouffé tous les traits que la calomnie m'avait lancés. Je me flatte d'avoir effacé dans l'efprit de mes Concitoyens les fauffes impreffions que la prévention pouvait avoir produi-

tes. J'aime à croire que ceux d'entr'eux, qui m'avaient donné leur confiance , me la conserveront encore , & me regarderont toujours plus digne de leur eftime; mais , s'il était poffible que la prévention eût laiffé des impreffions ineffaçables , je me croirais fans doute malheureux , fans rien perdre pourtant de cette affurance que donne le témoignage d'une confcience pure ; & je leur dirais, pour toute vengeance :

,, O vous , mes chers Concitoyens ! qui vous êtes plaints avec raifon , du defpotifme des Grands , de la rigueur des lois , des injuftices des dépofitaires de la puiffance publique , de la tyrannie des préjugés ; vous , qui avez demandé avec courage , que l'homme fût reftitué dans tous fes droits primitifs , & qu'il pût reprendre toute la dignité de fon être ; à quoi vous fervirait donc , que vos vœux euffent été remplis , fi vous êtes encore efclaves de vous-mêmes, fi vous ne pouvez vous garantir de la tyrannie & des injuftices de l'opinion ? Qu'importe que l'homme foit libre par la loi, s'il peut être encore efclave & victime de l'opinion de fes Concitoyens ? Dangereufe , lorfqu'elle eft égarée , l'opinion publique eft , j'en conviens , le plus grand reffort pour les vertus publiques & privées. Elle peut , d'un feul mot , flétrir ou illuftrer un Magiftrat , enfanter un héros , ou détruire un tyran ; c'eft elle qui a régénéré la France : elle peut changer encore la face de l'Europe entière. Prefque tous les biens & les maux de la fociété , font en un mot , l'ouvrage de fa puiffante influence. Eh bien ! c'eft par cela même que

vous devez vous préferver des erreurs cruelles de
la prévention. Songez qu'une feule opinion préci-
pitée peut coûter la liberté, l'honneur & la vie
au plus eftimable de vos concitoyens. Craignez de
ne devenir complices de la calomnie, en adoptant
légèrement l'accufation qu'elle publie. Écoutez, ré-
fléchiffez, & ne jugez qu'après avoir établi votre
opinion fur des preuves convaincantes. C'eft fur-
tout quand il faut prononcer fur un Magiftrat, fur
un de vos Repréfentans, que vous devez apporter
une falutaire défiance de vos premières idées. Si
le Magiftrat accufé eft coupable, puniffez fans mé-
nagement, parce qu'il eft cent fois plus coupable
que l'homme privé ; mais ne prononcez contre lu
que lorfque le calme de la raifon & l'évidence
des preuves vous auront manifefté la réalité de fes
prévarications. „

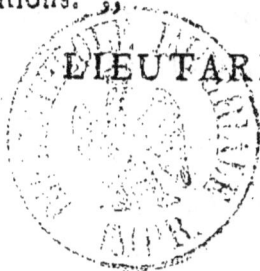

LIEUTARD, Officier Municipal.

A MARSEILLE.

De l'Imprimerie de J. MOSSY, Père & Fils, Impri-
meurs de la Nation, du Roi & de la Ville. 1790.

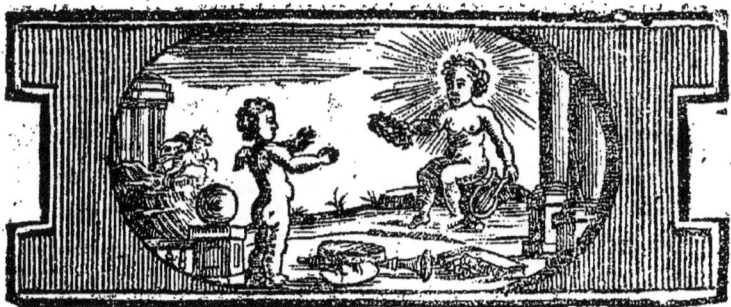

SECOND MÉMOIRE

JUSTIFICATIF

Pour M. LIEUTARD , Officier Municipal.

A La honte de l'humanité , les Lois ont souvent à punir les écarts de quelques Particuliers qui, victimes de l'erreur , de la crédulité , quelquefois même de leurs propres passions , se sont portés à en calomnier d'autres, sans motif. La jalousie , la prévention , les insinuations perfides des méchans peuvent égarer des hommes d'ailleurs vertueux ; dans ces cas , les Tribunaux , en condamnant le coupable à de justes réparations , ne le frappent cependant qu'avec indulgence. Mais de quel œil les Magistrats envisagent-ils des Calomniateurs hardis qui , poursuivis par l'opinion publique , ne l'égarent , dans leur défense , que pour la diriger contre celui dont ils ont trompé la faiblesse , pour couvrir de son nom leurs desseins criminels ; & telle est envers moi la conduite des Srs. Arnaud & Sapet. De quel œil tous les honnêtes gens verront-ils ceux qui , sans autre motif que la haine , abusant du nom sacré de la Patrie & du bien public, ont provoqué cette aff-

A

odieuſe & tenté de répondre l'opprobre ſur un vieil-
lard infortuné ? Quelle loi peut fonder une telle action ? Dans quelle ame ſenſible peut naître le projet
cruel qu'ont ſuivi mes Dénonciateurs ?

Et l'exécution de ce funeſte deſſein n'a pour baſe
qu'une calomnie tellement abſurde, qu'abſtraction
faite du but affreux qu'on s'eſt propoſé, elle doit à
jamais accabler de honte ſon auteur & ſes propa-
gateurs.

L'outrage qu'on m'a fait, non-ſeulement me couvre d'ignominie, mais encore il eſt de nature à me
laiſſer des déſagrémens éternels, par l'idée qu'il en-
traîne après lui. Malheur à l'homme public, forcé
de faire conſtater, par un jugement, ſa probité &
ſa délicateſſe : la tache imprimée par l'opinion, lui
reſte encore malgré l'arrêt ; ainſi, graces à mes ennemis, je conſerve à jamais la cicatrice fatale des
coups qu'ils m'ont porté. Qu'ils analyſent le véritable honneur, & s'ils l'oſent, qu'ils apprécient enſuite dans l'intérieur de leur conſcience, leur conduite
à mon égard.

Cependant il faut que je me défende : car il ne
ſuffit pas d'avoir raiſon, quand on eſt attaqué, il
faut encore prouver ſon droit ; il faut, quand on eſt
revêtu d'une charge honorable qu'on n'a pas mérité de perdre, prouver invinciblement qu'on ne s'eſt
point rendu indigne par des crimes, de la confiance
de ſes Concitoyens.

Que la vérité dicte ma défenſe ; que l'honneur
juſtement indigné, prête à cet écrit l'énergie néceſ-
ſaire pour repouſſer les traits de la fureur ; que la
raiſon, guidée par les preuves, couvre la voix
d'une multitude égarée. J'ai à me défendre d'un
aſſaſſinat moral. Qu'il ſoit permis à un homme ou-
tragé, diffamé, perſécuté, de faire uſage de cette
force & de ce courage que la conviction intime de

l'innocence peut feule infpirer. Je n'ai provoqué perfonne ; qu'on ne fe plaigne donc pas fi en me défendant , j'attaque quelqu'un. J'ai affez de mes forces , fans doute ; mais l'importance de ma caufe me contraint à les employer fans réferve ; il s'agit pour moi de vivre Citoyen , ou de mourir avili.

Le fond de cette affaire eft connu de tout le monde , & le fait qui lui a fervi de prétexte , ne l'eft pas moins. Malgré les déclamations par lefquelles on s'eft efforcé d'en altérer la nature , d'en augmenter la gravité , d'en arracher des conféquences , & d'en obfcurcir les détails , quatre mots fuffiront pour lui rendre fa première fimplicité.

Un Règlement de Police avait défendu d'égorger du Bétail dans la Ville & dans les Fauxbourgs. Le même Règlement n'impofait aucun droit fur la viande égorgée dans le Territoire, & en permettait l'importation.

Au mépris de ce Règlement , des permiffions ont été demandées & obtenues , pour entrer dans la Ville la viande égorgée dans le Terroir ou ailleurs , en payant les droits d'égorgeage , fixes à 4 liv. par bœuf & à 6 fous par mouton. Or ces droits n'étaient pas dûs par ceux qui importaient de la viande égorgée au dehors. Cependant j'ai figné cinq de ces permiffions, en qualité d'Officier Municipal ; j'ai donc autrifé par ma fignature la perception illégale d'un droit qui n'était pas dû. Voilà ce qu'on me reproche; voilà ce que je ne nierai jamais ; je préfente le fait qui m'accufe dans toute fa pureté.

M. le Procureur de la Commune , dans une Dénonciation qui d'abord inculpait toute la Municipalité (lui feul excepté) , & qui ne tombe aujourd'hui que fur moi & fur deux fubalternes , réclama contre ces permiffions illégales , qui autorifaient les plaintes & les murmures contre des Magiftrats, dont

le premier devoir eſt de conſerver l'eſtime & la
confiance des Citoyens auxquels ils doivent leurs
dignités. Si M. le Procureur de la Commune s'était
borné à dénoncer une illégalité évidente , ou ſe ſe-
rait empreſſé d'en prévenir les ſuites , & cette mal-
heureuſe affaire n'aurait jamais altéré la confiance
dûe aux pères de la Patrie , en fixant ſur une erreur involontaire , les regards incertains de tous les
Citoyens.

Mais M. Lejourdan ajouta que ces permiſſions
abuſives avaient été accordées à prix d'argent; par-
là , il accuſa d'une concuſſion criminelle ceux qui
les avaient délivrées ; & l'éclat ſcandaleux de cette
dénonciation que rien ne prouvait , détruiſit la con-
corde , compromit un Magiſtrat , & mit tous les autres ſous l'œil obſervateur & ſévère du Public juſtement alarmé.

C'eſt à cette dénonciation , qui ne tombe aujour-
d'hui que ſur moi , puiſque ſeul , parmi les Officiers
Municipaux , j'ai ſigné cinq de ces permiſſions
illégales , que je dois répondre. C'eſt ſur cette accuſation, qui attaque ma conduite publique &
mes ſentimens particuliers , qui compromet en tout
ſens mon exiſtence civile , qui verſe l'opprobre ſur
les derniers jours d'une carrière honorée , que je
dois établir mon innocence , aux yeux de mes Concitoyens , dont on a tant égaré l'opinion.

Or je penſe que ma juſtification portera ſur des
baſes ſolides , ſi je parviens à prouver :

1°. Qu'en accordant illégalement à quelques Particuliers la permiſſion d'importer de la viande égorgée hors la Ville & les Fauxbourgs , en payant
les droits d'égorgeage qu'ils ne devaient pas , je
n'ai point commis de délit qui pût me mériter la
vengeance des lois ni la perte de l'eſtime publique.

2°. Qu'en accordant ces permiſſions , qui ſeules

fourniſſent matière à l'accuſation dirigée contre moi, je n'ai commis qu'une erreur , & que cette erreur eſt involontaire de ma part.

Diſtinguons avec ſoin le crime de l'erreur; l'un avilit l'homme & l'efface de la liſte des Citoyens ; l'autre , inſéparable de ſa faibleſſe , l'inſtruit & l'éclaire , ſans lui ravir les droits que la vertu donne aux hommages de la Société.

Premièrement , en ſignant ces fameuſes permiſſions , je n'ai point commis de délit qui mérite la vengeance des lois , ni la perte de l'eſtime publique.

Un Règlement permettait l'importation de la viande égorgée hors la Ville & les Fauxbourgs , ſans payer aucun droit. On a demandé des permiſſions pour faire une choſe permiſe ; j'en ai ſigné cinq ; d'abord je pourrai dire que des cinq permiſſions , ſignées par moi , aucune ne porte l'ordre d'exiger des droits ; mais cette ſubtilité n'eſt pas faite pour l'innocence ; je ſais & j'avoue que les droits ont été indûment perçus , d'après ces permiſſions , & qu'ils ont produit la ſomme de 54 livres.

Tous les hommes de bonne foi verront dans cette conduite une illégalité ; mais avant d'y trouver un crime, ils demanderont comment ces permiſſions ont été accordées ; par quel moyen on les a obtenues , & ce qu'eſt devenu le produit de la perception des droits qui n'étaient pas dûs. Si ces permiſſions ont été accordées ſans intérêt & ſans motif perſonnel , uniquement parce qu'elles étaient demandées ; ſi celui qui les a ſignées n'en a pas reçu le produit ; & ſi ce produit d'ailleurs a été fidèlement verſé dans la caiſſe de la Commune ; s'il n'y a dans cette conduite ni concuſſion ni méchanceté , il eſt impoſſible d'y trouver un crime qui mérite la vengeance des lois.

Or, ces perceptions illégales ont été, jour par jour,

fidèlement notées dans des Regîtres ouverts à tout le monde ; je n'ai enveloppé ma conduite d'aucun voile , parce qu'au moment même où je commettais une illégalité, fans le favoir, je me croyais irréprochable aux yeux de la loi, comme je l'étais aux yeux de l'honneur ; & cette fécurité feule eft une preuve de mon innocence. Le montant des droits indûment perçus a été fidèlement remis au Tréforier de la Municipalité ; perfonne encore n'a ofé dire , dans les Tribunaux , qu'un fou, produit par ces perceptions illégales , foit refté dans mes mains ; ce n'eft donc point dans les Tribunaux , que je puis répondre à des calomnies abfurdes, qui n'ont été répandues que dans le Public ; le montant même des fommes exigées, détruit le foupçon de la concuffion ; & de ce côté-là, mon innocence eft auffi évidente que facile à prouver.

Le Procureur de la Commune l'a bien fenti, puifque, pour établir un délit , il a avancé que les permiffions avaient été obtenues à prix d'argent ; mais par quelle pièce cette accufation eft-elle prouvée? fur quel fondement eft-elle établie? où font les témoins qui dépofe t que j'ai vendu ces permis illégaux? Eft-ce à moi de chercher la preuve du crime qu'on m'impute , pour la détruire & me juftifier? Et n'eft-ce point au dénonciateur à établir, d'une manière évidente & précife , les faits qui forment la bafe de fon accufation ?

Que fi rien n'étaye une imputation pareille ; fi l'énoncé de la plainte eft le feul titre qu'on préfente, pour la faire accueillir ; fi l'on attaque les fentimens & la conduite d'un homme public , fans preuves & fans témoins , le dénonciateur mérite feul d'être puni, parce que la loi ne livre point fans défenfe l'honneur d'un Magiftrat au poignard d'un calomniateur ; parce que ce n'eft que dans le tribunal

affreux de l'inquifition , que l'accufateur n'eft pas
obligé de fournir fes preuves ; parce que par-toût
où le Juge ne cherche pas des coupables , il ne peut
accueillir une plainte fans fondement ; parce qu'enfin, entre M. Lejourdan, qui dit que je fuis criminel, fans le prouver , & moi , qui foutiens que
je fuis innocent par cela feul qu'il ne prouve point
que je fuis coupable , l'opinion du Juge & des Citoyens ne peut pas un moment héfiter.

Les permiffions ont été obtenues à prix d'argent !..
Il fallait bien donner un prétexte à la malignité ;
& fans celui-là , que devenait cette affaire dont on
a fait tant de bruit ? Des permiffions inutiles avaient
été données ; des droits illégalement perçus ; mais
le montant avait été rendu à ceux qui l'avaient
réclamé ; pas un fou n'avait été diftrait. L'erreur
avait été reconnue & arrêtée en même tems ; le
Magiftrat qui l'avait commife, l'avouait ; il n'avait
à recevoir de fes Collègues , qu'un jugement fra-
ternel , qui ne pouvait attaquer ni fes principes ,
ni fon honneur. Mais pour fixer fur lui l'attention
publique , pour intéreffer toute la Ville à cet étrange procès , pour m'expofer à l'indignation de tous
mes Concitoyens , il fallait dire que les permiffions
avaient été obtenues à prix d'argent. . . On l'a dit...
Pour qu'il ne manquât rien à l'abfurdité , à l'atroci-
té d'une accufation pareille , il fallait l'avancer fans
preuves... On l'a fait.... O vous ! qui n'avez pas craint
d'outrager la vieilleffe & l'infortune , interprète des
lois protectrices de l'honneur, la propriété la plus
facrée des Citoyens ; dites-moi, fi vous l'ofez , la
punition que mérite celui qui , fous le prétexte impofant du bien public , dans ces tems orageux où
le foupçon fuffit pour compromettre l'exiftence d'un
homme, où le Peuple, encore indigné contre l'ancienne Adminiftration , demande aux nouveaux

Magiſtrats qu'il a créés, une conduite ſans tache ;
au lieu de prévenir les erreurs qui échappent à leur
inexpérience, les publie, les commente, leur ſupoſe des motifs pour en tirer des conſéquences,
& livre à la haine d'une multitude égarée, un Magiſtrat coupable d'une légère imprudence. Ils ont
retenti à mon oreille, ces cris qui ne devraient ſe
faire entendre qu'à celle des ſcélérats.... Et j'étais
innocent.... Que celui qui m'accuſe refuſe ſeul de
pardonner à l'honneur qu'on outrage, le frémiſſement involontaire de l'indignation.... Arrêtons-nous
un moment.

J'ai prouvé que les permiſſions que j'ai ſignées,
ne me rendent coupable d'aucun crime ; je l'ai
démontré par l'impoſſibilité même où ſont mes
accuſateurs d'établir les faits qui rendraient mon
action criminelle ; il me reſte à prouver que je
n'ai commis qu'une erreur, & que cette erreur n'a
pas été volontaire.

De cela ſeul que les permiſſions ont été accordées ſans intérêt perſonnel, uniquement parce
qu'elles étaient demandées & ſans que celui qui les
a données puiſſe être accuſé de concuſſion ; de cela
ſeul qu'il n'exiſte aucun délit dans ma conduite, il
s'enſuit, qu'en autoriſant, par des permiſſions illéga-
les, ce qui était permis par le règlement, l'importation de la viande morte, je n'ai commis
qu'une erreur. Encore une fois, je ne la déſavoue
pas ; je n'en affaiblis point les ſuites. En vertu de
ces permiſſions, on a perçu les droits d'égorgeage
ſur la viande morte apportée du dehors ; & l'on ne
le devait pas : je l'ai permis ſans intention criminelle, ſans intérêt particulier ; mais enfin je l'ai permis ; il faut démontrer que mon erreur avouée, à
laquelle la nature des circonſtances ne permet point

d'attacher un motif coupable , n'était pas même volontaire de ma part.

Ici , je fens toute la difficulté de ma défenfe , puifque je l'entreprends contre ma propre fignature que
je ne défavoue pas ; mais fi les yeux des Juges ne
trouvent pas l'évidence dans cette partie de ma
défenfe , je fuis fûr du moins que le cœur des homme réfiftera difficilement aux réflexions & aux faits
que je vais expofer.

Les premières permiffions que j'ai fignées font à la
datte du 20 mai ; le Sr. Sapet a déclaré dans fes réponfes qu'il m'en avait préfenté une , qu'il me l'avait
lue , avant de me la faire figner , & qu'il ignorait
qui m'avait préfenté les autres. Je l'ignore auffi : mais
il confte du moins , par cet aveu , que la première
permiffion que j'ai fignée , le 20 mai , m'a été pré-
fentée par le Sr. Sapet.

Or , avant cette époque , le 18 & le 19 mai ,
des permiffions fignées Arnaud & Sapet , avaient été
accordées.

Arrêtons-nous un moment fur ce fait.

S'il y a vraiment une erreur coupable dans l'ex-
pédition de ces permis , n'eft-il pas plus que vrai-
femblable que les Srs. Arnaud & Sapet, qui ont figné
les premiers , ont voulu s'étayer du nom d'un Officier Municipal pour pallier ou couvrir leur délit ? Il
eft prouvé par tout ce qui précède,que je n'avais aucun intérêt à figner ces permis ; mais il eft évident
que fi quelqu'un pouvait être un jour recherché pour
avoir figné l'ordre d'une perception illégale , les Srs.
Arnaud & Sapet avaient un intérêt majeur à furprendre ma fignature pour étayer la leur. J'ai dit , &
je le répète dans la pureté de ma confcience , avec
la fécurité que m'infpire le fentiment intime de la
vérité , que ma fignature a été furprife. Je prouve
que les Srs. Arnaud & Sapet avaient intérêt à le fai-

re, tandis que je n'en avais aucun à figner ; première préfomption que mon erreur n'a point été volontaire.

Le Sr. Sapet a déclaré dans fes réponfes, qu'il n'écrivait point les permiffions, qu'il fe bornait à les figner ; qu'il y en a d'écrites de la main des commis du bureau ; qu'il a cru reconnaître dans les deux premières l'écriture du Sr. Angles, &c.

Arnaud déclare au contraire qu'il écrivait fous la dictée du Sr. Sapet.

De ces contradictions & de plufieurs autres relevées dans mon premier mémoire, il réfulte deux conféquences graves. La première, que la vérité doit être néceffairement trahie par l'un de ces hommes qui, interrogés l'un & l'autre fur le même fait, dépofent contradictoirement. La feconde, que ces hommes étant étroitement liés dans l'affaire des permiffions illégales, Arnaud ayant été placé par Sapet, exécutant fes ordres, écrivant fous fa dictée, Sapet ayant une liaifon intime avec Arnaud, une confiance aveugle en lui, l'un & l'autre ayant figné les premiers permis, l'un & l'autre ayant à craindre les mêmes reproches, tous les deux ont pu naturellement s'entendre pour affocier à leur faute un Officier Municipal, dont le nom en impoferait davantage, & pourrait fixer loin d'eux l'attention des Juges & du Public. Seconde préfomption que ces hommes ont furpris ma fignature, & que mon erreur n'a point été volontaire.

Et fi l'intérêt eft trop ordinairement le mobile des actions des hommes, s'il faut prefque toujours les juger d'après cette règle affurée de leur conduite & de leurs actions, l'opinion peut-elle flotter un moment incertaine entre les Srs. Arnaud & Sapet d'un côté, & moi de l'autre ?

Il eft évident que je n'avais aucun intérêt à figner

des permiſſions inutiles & l'ordre d'une perception illégale ; je ne pouvais être aveuglé ni par le mien propre, ni par celui de mes amis ; je ne connais aucun de ceux à qui j'ai donné ces permiſſions, & la ſomme de 54 livres, n'était pas propre à me faire renoncer à l'opinion des gens de bien, à ma propre eſtime, qui m'a toujours conſolé, qui me conſole encore des coups que m'ont porté la haine & la calomnie. Dira-t-on que cette illégalité pouvait durer plus long-tems, que les perceptions pouvaient s'élever plus haut, & que quoique je n'aie rien reçu, j'avais fondé l'eſpérance d'une fortune ſur une liaiſon tacite avec les Srs. Arnaud & Sapet ? Mais à quel homme de bon ſens & de bonne-foi pourra-t-on jamais perſuader, qu'en connaiſſant l'illégalité de ces perceptions & l'inutilité de ces permis, j'aie pu me flatter de rendre pendant long-tems les unes aſſurées & les autres néceſfaire, tandis qu'un règlement de police récent défendait ces perceptions & n'exigeait point ces permis ?-- Il eſt donc évident que je n'avais aucun intérêt direct ni indirect à les accorder. -- Il eſt donc prouvé que je n'ai pu le faire que par une erreur.

Mais les Srs. Arnaud & Sapet n'avaient-ils aucun intérêt à les accorder ? Étaient-ils dans la même poſition que moi ? A dieu ne plaiſe que je méconnaiſſe l'égalité des droits; mais il m'eſt permis, d'après leur conduite, de ne pas croire à la conformité de nos ſentimens. Quels que ſoient les leurs, ils avaient ſigné les premiers permis, ils avaient ſigné l'ordre des perceptions illégales ; cette imprudence, qui ne devait pas avoir pour moi des conſéquences funeſtes, pouvait les priver de leur exiſtence & de leur état ; ils avaient donc un intérêt évident à s'étayer de ma ſignature, à ſe couvrir de mon nom ; & ſi les calomnies de mes ennemis, n'ònt pas fermé tous les

cœurs ; les yeux s'ouvriront fans peine à cette lumière ; on croira au ferment d'un homme qui , dans
le cours d'une longue carrière , n'a rien fait pour
perdre l'eſtime de ſes concitoyens ; & l'on avouera
que le principe de l'erreur qu'il a commiſe n'était
pas dans ſon cœur.

Il réſulte de tout ce qui précède , que je n'ai ſigné
les permiſſions illégales , qui ſervent de prétexte à
mes calomniateurs , que par une erreur involontaire;
ne le fut-elle pas , ce n'eſt jamais qu'une erreur ;
dans aucun cas on ne peut m'accuſer d'un crime ;
c'en eſt aſſez pour conſerver des droits à l'eſtime publique & à la protection des Loix.

Aurais-je mérité de les perdre par la réquiſition
au Commadant-Général de la Garde Nationale que
M. Chompré a ſignée avec moi ? Non , ſans doute ; cette réquiſition , dont on a dénaturé les motifs ,
me juſtifie au lieu de m'incriminer : elle porte que
M. le Commandant - Général prétera mainfor-
te au Sr. Arnaud Inſpecteur - Général , dans les
viſites qu'il ſe propoſe de faire pour découvrir les
contraventions au règlemens de la Municipalité , ſur
la police des boucheries.

Or , je dis que cette réquiſition me juſtifie au
lieu de m'incriminer. En effet , cette réquiſition
eſt du 15 Mai , & les premières permiſſions que j'ai
ſignées ſont du 20. Si j'avais alors projeté l'ordre de percevoir ſur la viande morte des droits
qui n'étaient point dûs , ſi j'avais voulu me rendre
ſciemment coupable d'une contravention manifeſte
aux règlemens de la Municipalité ; aurais-je requis le
Commandant - Général de prêter main - forte pour
découvrir & réprimer ces mêmes contraventions ?
Ainſi cette réquiſition dont l'opinion publique , égarée par des récits impoſteurs , m'a fait un crime ,
prouve elle-même que je n'ai ſigné les permiſſions ,

que par une erreur , & fur-tout par une erreur involontaire.

Mais fi toutes les pièces du Procès concourrent à
prouver mon innocence ; fi tout démontre que je
fus imprudent fans être coupable ; d'où vient que
l'opinion publique s'eft appefantie fur moi ? D'où
vient que ceux qui devaient prévenir ou du moins
excufer mon erreur , fe font empreffés de m'en faire un crime ? D'où vient qu'ils ont publié les accu-
fations les plus graves contre moi , fans daigner les
étayer d'une preuve ? D'où vient enfin , que moi
feul , parmi plufieurs accufés , j'ai été la victime
d'un jugement précipité , tandis que mon âge , mes
infirmités , mes fervices même , me donnaient des
droits à l'indulgence de mes Concitoyens. Je fou-
mets ces queftions importantes au jugement de
ceux qui déteftent la calomnie & qui chériffent la
juftice & la vérité.

Il y a plus : pour attacher l'opinion publique fur
une affaire qui ne la méritait , ni par l'enfemble ;
ni par les détails , on a voulu la rendre importan-
te par fes conféquences ; on a répandu parmi le
Peuple , que fes malheurs ont rendu remuant &
crédule , que ces droits indûment exigés , à la fuite
des permiffions illégalement données , étaient la
caufe de l'augmentation du prix de la viande dans
la Cité. On fentira facilement la malice & la fauffeté
de cette affertion , lorfqu'on trouvera , en rapprochant
les prix & les dates , que la viande était plus chère
avant l'émiffion de ces permis illégaux , qu'elle ne
le fut après : mais ce qu'on ne concevra point auffi
aifément , c'eft que parmi ceux qui ont voulu accré-
diter cette fable , on trouverait peut-être les véri-
tables auteurs de la furhauffe des prix ; ceux que
l'opinion générale , trop long-tems enchaînée par
des menfonges , accufe aujourd'hui d'avoir favorifé

les accaparemens du bétail ; ceux qui n'ont pu igno-
rer que dix mille moutons , deftinés pour Marfeille,
avaient été , fuivant le cri public, arrêtés fur
les rives de la Durance ; ceux enfin qui , craignant
d'expofer au grand jour les détails cachés de leur
conduite , & qui ne pouvant rien gagner à fixer
fur eux les regards de leurs Concitoyens , ont voulu les diriger fur un homme malheureux , à l'aide
d'une erreur légère, qui pouvait faire tort à fa pru-
dence , mais qui n'altérait point la pureté de fes principes , & qui ne dégradait pas fon caractère de
Magiftrat, qu'il refpectera fans ceffe , & qu'on a
trop méconnu.

En effet, de quel droit le Confeil Général de la
Commune a-t-il pu délibérer d'entendre à la barre
un de fes Membres , accufé , mais non pas convaincu ? Ce Confeil oublie-t-il déjà les Décrets de l'au-
gufte Affemblée à laquelle il doit fon exiftence &
& fon autorité ? Nul Officier public , a-t-elle dit ,
ne pourra être deftitué qu'après une forfaiture jugée;
& d'après ces principes, c'eft à la tribune que ces
Membres accufés ont été entendus ; & vous , vous
avez méprifé l'exemple du Corps légiflatif; vous
avez fixé à la barre celui qui avait le droit de fié-
ger parmi vous. M'aviez-vous deftitué ? l'aviez-vous
dû ? l'aviez-vous pu ? A peine revêtus du pouvoir
néceffaire pour inftruire mon procès , avez - vous
pu me dicter des arrêts ? avez-vous pu préjuger coupable celui que vous aviez à peine le droit de dé-
clarer innocent ? Et fi j'ajoutais que ce jugement an-
ticipé a fortifié les foupçons & les calomnies ; fi je
difais que vous avez flétri , autant qu'il était en vous,
la réputation d'un de vos Collègues que vous deviez
défendre ; fi je mettais dans la balance l'erreur que
j'ai commife & le mal que vous m'avez fait , quels

dommages énormes ne ferais-je point en droit d'exiger de vous ?

Je m'arrête. Un fentiment douloureux & cruel
enchaîne ma main & navre mon cœur : c'eft de ceux
même dont je devais attendre indulgence & protection ; c'eft de ceux que la loi m'avait donné pour
Collègues & pour amis , que j'ai reçu des outrages &
des humiliations. Je fuis innocent , & je pàrdonne.
Je dévore ma douleur & mes larmes..... Encore une
fois, je me fens affez fort pour leur pardonner.

Ma tâche pénible eft remplie. J'ai repouffé de
mon front l'opprobre dont on a voulu le couvrir.
Un jour plus doux luit enfin pour moi. Mon ame
long-tems oppreffée renaît à l'efpérance , & mon
cœur n'eft agité d'aucun fouvenir haineux. Je lève
vers le ciel, des bras long-tems abattus par le dé-
fefpoir. Je lui rends grâces de m'avoir donné la force néceffaire pour réfifter à la calomnie , & pour
juftifier ma conduite ; & j'attefte celui qui lit dans le
cœur des parjnres, que dans toute cette malheureu-
fe affaire , ma confcience ne m'a jamais reproché
d'avoir trahi l'honneur & la probité , & que dans le
cours de ce Mémoire , je n'ai pas écrit une feule
phrafe , dont la vérité ne foit démontrée par des pièces , ou dont la conviction intime ne repofe au fond
de mon cœur.

Signé, J. F. LIEUTARD, Officier Municipal.

Marfeille le 29 Juillet , 1790.

A MARSEILLE,

De l'Imprimerie de J. MOSSY , Père & Fils , Impri-
meurs de la Nation, du Roi & de la Ville. 1790.

Un établissement qui a pu recevoir, cette année, quarante personnes, est construit près des sources, au haut du vallon Spagliart, où viennent aboutir ceux de Férisson, de Lancioures, de les Crotos et les eaux des sources minérales qui vont se perdre, après un parcours d'une demi heure, dans la Vésubie.

Cette position est très-hygiénique; son élévation permet le renouvellement de l'air de la façon la plus heureuse. Elle domine le riche plateau de Berthemont, d'où l'on voit la Vésubie sortant des régions les plus élevées des Alpes-Maritimes, couler obliquement du nord au midi, en fertilisant sur son passage les contrées pittoresques de St-Martin-Lantosque, de Roquebillère, Lantosque, la Rivière, avant de s'engouffrer avec fracas dans les ravins excavés de Duranus, pour se jeter dans le Var près de Ciaudan.

Entre Duranus et le Cros, hameau d'Utelle, au milieu d'énormes rochers taillés à pic est situé un point que la tradition désigne comme celui d'une prise d'eau dans la Vésubie pour être conduite, au moyen d'un aqueduc souterrain pratiqué à travers les montagnes, au-dessous d'une voûte en pierres de taille, qu'on croit être de construction romaine, pour alimenter la fontaine du Temple près de Nice. Ce qui semblerait devoir donner consistance à cette opinion, d'après Roubaudi, c'est que l'endroit que la tradition assigne à la prise d'eau, porte également le nom de Temple.

L'établissement est entouré de grands et antiques

châtaigniers, aux troncs crevassés, aux racines for-
midables, de beaux ombrages, de magnifiques pro-
menades qui conservent toujours une délicieuse
fraîcheur et qui sont singulièrement embellies par
les cascades et les cours d'eaux vives et murmu-
rantes. Des montagnes gigantesques, dont quelques
pointes sourcilleuses et ardues s'élèvent dans les
nues à plus de trois mille mètres au-dessus du
niveau de la mer, encadrent ce site admirable qui
charme les yeux et engage aux douces rêveries.

La plus grande partie de ces montagnes vont
être rendues accessibles par des chemins praticables.
Leurs flancs escarpés sont couverts de splendides
prairies verdoyantes, de bois de pins, de sapins
et de mélèzes, le tout entremêlé çà et là de longues
roches grises qui se dressent comme des géants
ou pendent, comme des stalactites, sur les torrents
qu'elles surplombent.

Les belles campagnes et les villages de Belvédère
et de la Bollène sont admirablement disposés en
amphithéâtre sur la gauche de l'établissement; en
face sont les forêts d'Utelle, de Clans, de Roquebillère et de Lantosque; sur la droite, celles de Ve-
nançon, de Valdeblore, de St-Martin; divers lacs,
aussi merveilleux par leur position que par leurs
légendes, entre autres ceux des cols de Fenestres et
d'Entrecolpés qui donnent naissance à la Vésubie,
couronnent enfin ce vaste et imposant tableau.

Ces montagnes inexplorées offrent aux naturalistes
une carrière inépuisable d'excursions attrayantes et
instructives. Les touristes, si avides de splendides

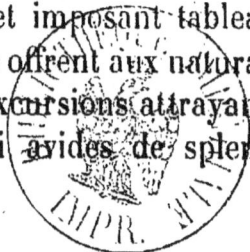

2

spectacles, y trouveront, de leur côté, des charmes et des distractions inattendes. Dans ces montagnes l'atmosphère, souvent chargée d'électricité, allume la fibre et verse le lyrisme à la pensée.

Dans les mois de juin, juillet et août, lorsque le sol paraît altéré, les pluies viennent souvent étancher sa soif; mais les routes ruisselantes le matin, sont sèches avant le soir. Rien n'est beau alors comme une verdure nettoyée par la pluie et lustrée par le soleil. « C'est, a dit un de nos célèbres académiciens, de la fraîcheur chaude. »

Les jardins et les prairies, ayant de l'eau dans leurs racines et du soleil dans leurs fleurs, deviennent des cassolettes d'encens et fument de tous leurs parfums à la fois.

De temps en temps, un éclair muet passe à l'horizon comme un frisson de feu sur le front de la nature. Tout chante, rit et s'offre. On se sent doucement ivre. Là, l'été est comme l'hiver à Nice, un paradis provisoire; le soleil aide à faire patienter l'homme qui aspire à lui.

Cette partie des Alpes-Maritimes est la plus riche en souvenirs des révolutions du globe; elle atteste que dans les siècles qui nous ont précédés, ces contrées, aujourd'hui si belles, si calmes, si fertiles, si riches furent bouleversées par d'affreux cataclysmes.

Il est évident qu'une station thermale dans d'aussi bonnes conditions aura une influence sur les intérêts du département et sur la question si souvent posée et non encore résolue de la création d'une

saison d'été à Nice, question que nous avons sou-
levée, en 1856 dans l'*Avenir de Nice*, dévoloppée
en 1857, 1858 et 1859 (¹) dans diverses brochures,
et soutenue jusqu'à ce jour.

Ainsi, les personnes qui viendront jouir des
salutaires effets des bains de mer, effets que
la Grande-Duchesse Hélène de Russie est venue
chercher pendant deux étés à Nice, trouveront
dans ce délicieux séjour de Berthemont, pour varier
leurs plaisirs, cette fraîcheur et ces parfums qu'elles
vont chercher par un long voyage et à grands frais,
dans les Pyrénées, en Suisse et en Allemagne.

Elles trouveront aussi, comme dans les stations
de ces différents pays, des eaux minérales et thermales rivalisant avec les meilleures par leurs propriétés médicales, et c'est là ce que nous allons
essayer de démontrer dans la troisième partie de
ce travail.

Roubaudi, en parlant de la possibilité d'un établissement de bains dans ce site agreste tout près des
fertiles campagnes de Berthemont aux magnifiques
forêts de châtaignés, dit : « l'efficacité reconnue de
ces eaux contre les affections cutanées, contre plusieurs maladies dépendantes d'obstruction au bas-
ventre, etc., la pureté de l'air qu'on y respire,
la température modérée· qui y règne en été, la
proximité de Nice, d'où, par un chemin accessible
aux voitures, la distance serait moindre de huit à

(¹) Séjour d'été de Nice, 1857. Des bains de mer, 1858.
Des effets curatifs de l'eau de mer, 1859,

dix lieues, attireraient dans cet établissement beaucoup d'habitants de Nice, et une grande partie des
étrangers qui vont y passer l'hiver. On pourrait
même, dans quelques cas, faire succéder les bains
de mer à ceux d'eaux thermales. »

Notre collègue, le docteur Constantin-James, dans
son *Guide pratique des eaux minérales*, écrivait:
« Si j'osais dire toute ma pensée, j'affirmerais que
nos Alpes-Maritimes l'emportent, à certains égards,
sur les Alpes-Helvétiques. »

Le savant docteur n'eût pas hésité à affirmer
la chose si, à cette époque, les Alpes-Maritimes
avaient appartenues à la France.

TROISIÈME PARTIE.

Art. 1.

Sources et Bains. — Il existe à Berthemont neuf sources principales d'eaux minérales et une d'eau commune. Les quatre premières étant chaudes, on les divise en sources thermales et en sources froides.

Voici leurs noms et leur température:

1° Source St-Jean-Baptiste . . 33 centig.
2° Source St-Jean . . . . 29 »
3° Source St-Julien . . . 29 »
4° Supérieure nouvelle,v. de les Crotos 29 »
5° Inférieure id. id. 20 »
6° St-Michel . . . . . 12 »
7° Bergondi, ferrugineuse v. Espaliart 19 »
8° Source les Crotos, ferrugineuse . 19 »
9° Berthemont (Scallon). . . 19 »
10° Eau potable, vallon Espaliart . 10 »

ART. 2.

Quantité. — L'on pensait, avant la récente découverte des trois dernières sources sulfureuses de
Berthemont, que ces eaux thermales n'étaient peut-
être pas suffisantes pour alimenter un établissement
de bains.

Ce doute a cessé lorsque joints aux 38 litres 1/2
d'eau par minute, indiqués dans l'origine par
Gioffredo, et aux 10 litres 1/2 de la source St-Jean,
mentionnée pour la première fois par Risso, les
51 litres provenant des dernières sources mises
à jour sont venus élever à 100 litres par minute la
quantité totale qui est ainsi répartie :

Source St-Jean-Baptiste, vallon de Lancioures [1]	51 litres
Source St-Jean, vallon de Lancioure	10 1/2 »
Source St-Julien, vallon de les Crotos	28 »
Source Supérieure, id. id.	3 »
Source Inférieure, id. id.	3 »
Source St-Michel	4 1/2 »
	100 litres.

En déduisant la source de St-Michel froide, ne
devant être utilisée qu'en boisson, 4 litres 1/2
sur 100

Reste à employer pour bains 95 litres 1/2.

(1) Après les fouilles du 10 janvier 1865.

95 litres par minute donnent en 24 heures 136,800 litres, ou en chiffre rond, 136 mètres cubes d'eau sulfureuse.

Chaque mètre cube peut fournir en moyenne quatre bains. Ainsi, 136 mètres cubes d'eau fourniraient 376 bains par jour; chiffre qui pourrait permettre à plus de mille baigneurs à la fois de fréquenter l'établissement thermal, vu qu'en moyenne les malades ne prennent un bain que tous les deux jours. Si l'on ajoute à ce nombre les malades qui ne prennent pas de bains, ceux dont la cure se limite à l'eau prise en boisson, on peut affirmer sans exagération, que les sources sulfureuses de Berthemont pourraient alimenter un établissement fréquenté par mille cinq cents personnes à la fois. Il suffit de visiter la localité où l'on voit de nombreux filets et suintements d'eaux sulfureuses qui se font jour aux environs des sources, pour être convaincu à l'avance du succès des travaux de captage en cours d'exécution, travaux qui ne peuvent manquer d'augmenter encore la quantité d'eau déjà connue, ainsi que celle de son calorique.

Les sources d'eaux ordinaires étant très-nombreuses et abondantes, rien ne serait plus facile que de joindre au traitement minéral le traitement hydrothérapeutique simple.

Au moment de mettre sous presse nous recevons le rapport suivant que nous nous empressons de joindre à notre travail et qui vient confirmer nos prévisions:

« L'an 1865 et le dix janvier,

« Nous, Jean-Baptiste-Henri Bernard, juge de paix du canton de St-Martin-Lantosque, arrondissement de Nice, département des Alpes-Maritimes ;

« Sur l'invitation qui nous a été faite par M. Charles Bergondi, propriétaire des eaux thermales et de l'établissement de Berthemont, commune de Roquebillière ;

« Nous nous sommes rendu, accompagné de M. le Maire de Roquebillière, au quartier de *Lanciours*, de ladite commune, à l'effet de constater la provenance et l'identité des eaux sulfureuses dont ledit sieur Bergondi Charles est propriétaire ;

« Arrivés sur la localité, nous nous sommes transportés au point d'où jaillissent lesdites eaux et avons vu une source d'une très-belle quantité et d'un jet remarquable s'échapper d'une roche vive exhalant une odeur sulfureuse très-prononcée et laissant sur son passage un limon filamenteux, couleur blanche légèrement jaunâtre, — cette source portant le nom de St-Jean-Baptiste et se faisant surtout remarquer au milieu de plusieurs autres de même nature et qui ensemble fournissent un volume très-considérable (70 litres par minute), indépendamment de la source St-Jean-Baptiste qui, à elle seule, suffirait à un établissement thermal de premier ordre.

« Nous nous sommes bornés, du consentement du propriétaire, et en présence de M. le Maire de Roquebillière qui a assisté à nos opérations, à faire rincer six bouteilles de manière à ce qu'elles ne continssent aucun corps étranger, à les remplir au griffon de la source St-Jean-Baptiste, à les boucher hermétiquement, à recouvrir les bouchons d'une épaisse couche de cire noire et à appliquer sur celle-ci l'empreinte du cachet de notre justice de paix afin qu'aucune fraude ne pût avoir lieu.

« Pour plus de sûreté, nous avons appliqué sur chaque bouteille une étiquette avec cette eau de Berthemont, source St-Jean-Baptiste, et nous y avons appliqué le sceau de la Mairie de Roquebillière avec notre paraphe et celui de M. le Maire.

« Nous devons ajouter que cette source possède naturellement et sans artifice un degré de chaleur de vingt-six Réamur, ainsi que nous l'avons constaté nous-même, qu'elle est située dans un site d'été des plus agréables et que par les effets médicaux remarquables qu'elle est appelée à rendre à l'humanité souffrante, elle mérite la haute et puissante protection de l'administration supérieure et vigilante du Gouvernement Impérial, qui ne cesse de répandre à profusion ses bienfaits sur ce peuple chéri qui est l'objet de sa plus vive sollicitude et qui lui devra ses plus remarquables améliorations;

« Dont acte délivré au sieur Charles Bergondi par nous juge susnommé: — Bernard, juge, — Mathieu, maire. »

Art. 3.

Propriétés physiques. — Les six premières sources sont sulfureuses; elles ont pour principe minéral fixe le sulfure de sodium qui leur donne une

grande analogie avec les eaux sulfureuses des Pyrénées, avec celles de l'intérieur de la France, de
l'Italie, de l'Allemagne et de la Suisse.

Les sources sulfureuses sont limpides, très-bitu-
mineuses et oléagineuses; leur odeur est celle des
œufs couvés; leur saveur est fade, nauséabonde et
douceâtre.

Les septième, huitième et neuvième sont ferrugineuses, limpides et inodores avec sensation de
stypticité et d'astriction très-peu prononcée. La
dixième est potable; elle vient des hautes montagnes; elle est très-fraîche, limpide, légère, de facile
digestion et fort agréable à boire.

ART. 4.

Analyse chimique.

Voici celle de M. Roubaudi.

Sources thermales.

Eau, deux litres.

Fluides aériformes, gaz, acide hydrosulfurique,
gaz acide carbonique, gaz azote, quantité indéter-
minée.

Matières fixes.

Hydrosulfate de soude	.	6 00
Hydrochlorate de soude	.	0 05
Sulfate de chaux	. .	0 04
Sulfate de soude	. .	0 10
Silice . .	.	0 05

Matières végétales animales, quantité indétermi-
née.

D'après M. Pazzini, professeur de chimie à Turin, l'eau minérale froide de la source St-Michel contient :

Eau, un litre.
Principes salins en petite quantité.
Principes aériformes.
Hydrogène sulfuré   .   .   0 018
Centimètres cubes en volume   12 240

Sources St-Jean-Baptiste (thermales).

Eau, un litre.
Hydrogène sulfuré   .   .   0 21
Centimètres cubes en volume   13 939

Source St-Julien.

Eau, un litre.
Acide sulfhydrique   .   .   0 16
Centimètres cubes en volume,   10 491

Par une lettre en date du 1er mars 1864, le docteur Otto résume ainsi les analyses faites à Turin par MM. les docteurs et professeurs Cantù, Ragazzini et Pazzini :

« Les eaux minérales qui jaillissent en abondance à Berthemont sont, les unes sulfureuses, les autres ferrugineuses.

« Parmi les sulfureuses il y en a de chaudes et de froides. Un travail d'analyse fait dans les laboratoires de Turin, par M. Pazzini, pour quelques sources, et par M. Ragazzini, pour quelques autres, bien qu'il ait eu lieu après que l'eau avait séjourné longtemps dans des bouteilles imparfaitement bouchées, a cependant fait connaître, dans les sulfureuses, de l'acide sulfhydrique et quelques sulfures, oidures et chlorures.

« Dans les ferrugineuses, la présence de l'oxide de fer et d'autres composés indéterminés de fer, des chlorures et des traces de chaux.

« Il est hors de doute qu'au moyen d'une investigation aussi imparfaite, il n'était possible que de découvrir les éléments les plus saillants et que des recherches, faites dans de bonnes conditions, ou mieux encore, sur les lieux, ne manqueraient pas de faire connaître l'existence d'autres éléments salins à base de soude, de magnésie, etc., etc. M. le professeur Cantù, dont la méthode est si consciencieuse et si délicate, a amené M. Ragazzini à la découverte de l'iode dans les eaux sulfureuses en question.

« Après son examen, il est d'avis que le brôme doit y exister avec l'iode et le chlore. »

Source potable.

D'après les analyses de Fodéré et Risso, elle contient beaucoup d'air atmosphérique et un peu d'oxygène.

Bertini, ayant analysé cette eau, s'exprime ainsi : « Eau très fraîche, agréable au palais, très légère, elle contient beaucoup d'air atmosphérique et riche en gaz oxigène, et après l'évaporation ne laisse aucun sédiment. »

Art. 5.

Propriétés médicales. — Quoique les analyses faites jusqu'à ce jour se complètent à peu près l'une par l'autre, il reste encore à désirer que le nouveau propriétaire les fasse continuer pour préciser les principes minéraux déjà aperçus et ceux qui sont probablement encore inaperçus. Cela dit, nous allons indiquer les principales propriétés médicales de ces eaux.

Leur analogie avec la plupart des eaux sulfureuses facilitera beaucop notre travail, ainsi que les observations et les rapports faits par les praticiens distingués de Paris, de Londres, de Turin, de Nice et des localités environnant Berthemont, sur lesquels est basé ce rapport.

Les restes des masures que l'on voit sur le bord des sources et les anciens vestiges d'établissements thermaux démontrent qu'on avait constaté, dès la plus haute antiquité, les heureux effets de ces eaux sur un grand nombre de maladies. Ces effets sont encore confirmés par le grand nombre de malades, venant de tous les pays, malgré l'absence de chemins et d'habitations, s'installer, chaque année, dans les environs des sources, pour y chercher leur guérison.

Si ces eaux possèdent quelques propriétés que n'expliquent pas les principes révélés par les analyses faites jusqu'à ce jour, on ne peut pas pour cela en nier les propriétés dès que des faits bien établis les démontrent.

Ne voyons-nous pas des rivières et des sources d'eaux potables et ordinaires, comme celles d'Arcueil, de la Seine, etc., etc., donner à l'analyse les mêmes principes que d'autres eaux très actives comme, par exemple, celles de Plombières, Gastein, etc., etc. ?

Ici, certainement, les principes inconnus et les combinaisons inappréciables, comme le dit notre collègue Constantin James, agissent seuls. Les anciens se servaient aussi des eaux minérales ; ils n'avaient pas, pour se guider, les analyses chimiques. Le corps de l'homme était le seul réactif dont ils pouvaient disposer.

L'électricité joue aussi un grand rôle dans les eaux minérales. On connaît les belles expériences de M. Scoutetten qui, au moyen d'un galvanomètre très sensible, a prouvé, à l'Académie de médecine de Paris que, pendant que l'eau pure des ruisseaux et des fleuves ne faisait éprouver à l'aiguille aucune déviation, les eaux minérales lui imprimaient, au contraire, des écarts plus ou moins considérables, quand le corps humain ou une partie du corps, la main, par exemple, était mise en contact avec le liquide expérimenté.

Cet été, nous avons pu constater sur nous-même et sur un assez grand nombre de personnes malades, soit dans l'établissement, soit dans les habitations voisines, l'efficacité médicale de ces eaux, et ce sont ces observations qui, jointes à celles que nous avions déjà faites depuis plusieurs années, et à celles de nos collègues, nous permettent de donner aujourd'hui une succincte énumération de leurs propriétés.

Les eaux thermales de Berthemont offrent peu de différence avec les froides par leur saveur et leur odeur. Elles stimulent les membranes muqueuses gastro-intestinales; et, suivant qu'elles sont plus ou moins bien digérées, ou qu'elles sont prises avec plus ou moins de discernement, elles déterminent l'augmentation de l'appétit ou l'inappétence, la constipation ou la diarrhée. Lorsqu'elles produisent les phénomènes saburaux avec ou sans sentiment d'ardeur intérieure, avec de l'insomnie et de l'agitation, il faut en diminuer la quantité, ou même les suspendre momentanément.

Quelquefois elles agissent sur l'encéphale et déterminent une ivresse passagère; souvent elles finissent par amener une sueur abondante, des exanthèmes ou un écoulement abondant d'urine.

A l'intérieur et à l'extérieur, les eaux des sources sulfureuses peuvent être recommandées dans les maladies de la peau, contre la disposition aux érysipèles, furoncles et surtout dans les affections herpétiques anciennes, sans phlegmasie locale. Certaines affections chroniques des organes de la poitrine peuvent être avantageusement combattues par ces eaux. Dans cette catégorie sont le catarrhe du larynx et des bronches, simple ou compliqué de tubercules; le catarrhe pulmonaire, la pneumonie, la pleurésie, l'asthme et la phthisie, surtout lorsque le malade est d'un tempérament lymphatique et que ces différentes affections résultent de la rétrocession des principes rhumatismaux, goutteux ou psoriques.

Biett recommande des eaux analogues aux tempéraments lymphatiques.

Richelmi, en faisant l'historique des eaux minérales de l'Italie disait : On trouve à Berthemont, paroisse de Roquebillière, la source St-Jean-Baptiste, de nature hépato-sulfureuse, reconnue utile dans quelques cas de phthisie pulmonaire et celle de St-Julien, bitumineuse, qui réussit également dans quelques variétés de cette maladie.

Le docteur Salles-Girons, en parlant des eaux sulfureuses froides de Pierre-fonds (que l'analyse place à côté de celles de Berthemont), à démontré, par de nombreuses observations, qu'elles jouissent d'une efficacité très réelle dans le traitement des maladie de l'appareil respiratoire.

Nous avons aussi, devers nous, des observations qui confirment ces résultats ; elles feront, avec celles que plusieurs de nos confrères nous ont déjà communiquées ou nous communiqueront, le sujet d'un nouveau travail.

Convaincu, comme beaucoup de praticiens, de la possibilité de la guérison de la phthisie, question que nous avons déjà traitée dans diverses brochures [1], nous croyons devoir insister sur la possibilité de cette cure par les eaux sulfureuses de Berthemont.

---

[1] *Recherches sur la nature et le traitement de la phthisie*, 1856, Nice.
Effets curatifs de l'eau de mer, 1858.
Inhalation de l'eau de mer, 1860.

Darralde affirme la véracité de cette cure ; il s'exprime ainsi : « Il faut toutefois en excepter la phthisie aiguë, qui est, en général, la phthisie accidentelle non circonscrite. » Cependant, il ajoute : « Dans ce cas, il faut, avant tout, combattre cet état aigu par les traitements appropriés. Une fois qu'on s'en est rendu maître, on peut avec sécurité recourir aux eaux minérales, à la condition, toutefois, qu'on apporte la plus grande réserve dans leur usage, de crainte de réveiller l'état aigu ou phlegmatique dont le retour pourrait tout compromettre. S'agit-il, tout au contraire, de ces phthisies à marche lente, passive, atonique qui reconnaissent comme point de départ une diathèse particulière aux tempéraments strumeux, diathèse le plus souvent congéniale ou héréditaire ; s'agit-il encore de cette phthisie fortuitement développée chez des individus que leur constitution en aurait certainement garantis, si elle n'eût été débilitée par des maladies longues, un mauvais régime, un climat insalubre, des excès de toute nature ; en un mot, par l'une ou l'autre de ces causes qui appauvrissent le sang et énervent l'économie, les eaux minérales, dans ce cas, loin d'être nuisibles, doivent être regardées comme le remède par excellence. C'est un point établi, qu'il n'existe point de limite à leur puissance curative. Ainsi, que la phthisie soit au premier degré, au second ou au troisième, vous ne devez pas désespérer des eaux, du moment que l'ensemble de l'organisme se trouve encore dans d'assez bonnes conditions de conservation. »

Le docteur Allard recommande, dans la phthisie,

3

les eaux de St-Honoré (Nièvre) qui sont on peut
dire identiques avec celles des sources St-Jean-Baptiste et St-Julien. Nous pourrions citer encore un
grand nombre de sources minérales analogues recommandées avec succès dans la phthisie, si le cadre
de ce travail le permettait.

Le projet de créer dans l'établissement de Berthemont une salle d'inhalation où les malades pourraient respirer non-seulement les principes gazeux
contenus dans ces eaux, mais encore l'eau elle-même
pulvérisée avec ces principes fixes, nous engage à
parler, dès aujourd'hui, de ce mode de traitement
qui y a été déjà employé, mais d'une façon tout-à-fait
rudimentaire, par une station plus ou moins pro-
longée du malade assis sur le bord des sources ou
par l'entretien dans la chambre du malade d'un vase
plat contenant un ou deux litres de ces eaux que l'on
renouvelait au moins matin et soir.

Le docteur Salles-Girons, qui expérimente chaque
année, par la pulvérisation, les eaux sulfureuses de
Pierre-fonds, sœurs, comme nous l'avons déjà dit,
de celles de Berthemont, obtient, par cette méthode,
de bons effets dans toutes les affections de la poitrine.

La respiration des gaz sulfureux a été mise en
pratique par les anciens. Gallien envoyait ses malades auprès des volcans pour respirer les vapeurs
sulfureuses. Pilh dit : « L'air qu'on respire à Ax
(Ariège) est un remède pour les malades menacés
ou attaqués de phthisie, d'asthme, etc. La propriété
des gaz est due au souffre qu'ils tiennent en sus-
pension. »

Si nous jetons un coup d'œil sur les divers comptes-rendus de la plupart des eaux des Pyrénées, de la Suisse, de l'Allemagne, de l'Italie, telles que celles de Coteret, de Bagnère, de Luchon, d'Amélie-les-Bains, de Barèges, Aix-en-Savoie, Challes, St-Gervais, Enghien, Aix-la-Chapelle, etc., etc., eaux analogues à celles dont nous faisons l'historique, ne voyons-nous pas qu'elles sont recommandées avec succès dans les affections de poitrine par nos célébrités médicales?

La phthisie, même celle qui finit, est susceptible de thérapeutique, et le traitement par les eaux sulfureuses est un de ceux qui méritent la préférence. Telle est la conviction qui résulte de vingt ans d'études, où la pratique a toujours marché à côté de la théorie.

Nous disons encore, avec le docteur Salles-Girons: « Eh bien ! est-ce que dans un corps qui vit, qui fait assez bien les fonctions les plus nécessaires au soutien de l'économie et qui va et vient, comme celui des phthisiques, qui ne manifeste à l'auscultation que le premier ou le second degré des tubercules, est-ce que, dis-je, dans ces conditions on peut dire qu'il n'y a rien à faire? La bonne médecine, la vraie, à notre avis doit être comme le malade, jamais désespérée et toujours ayant quelque chose à faire. La négation n'y doit arriver qu'à l'heure de la mort. Il y a trop d'inconnu dans la vie pour que le médecin puisse être justifié de l'abandon d'un malade. »

La thérapeutique n'est pas seulement la science de guérir dans le sens strict du mot; il faudrait, hélas! en désespérer trop souvent; elle est bien mieux la science de faire vivre, et elle n'en est pas moins belle lorsqu'elle dispute au mal le terrain pied à pied et qu'elle en recule la fatale victoire. Vous me pardonnerez cette digression, Messieurs, en considération du désir que nous avons de faire partager notre opinion sur la possibilité de la guérison de la phthisie.

Les affections qui pourront aussi être traitées avantageusement par ces eaux, sont les blessures et les plaies chroniques.

Le rachitisme, les engorgements glanduleux, sont modifiés et améliorés. Les enfants faibles obtiennent aussi d'heureux résultats, comme nous avons pu le constater.

Les bains de ces eaux sulfureuses aident beaucoup les traitements hydrargiques chez les personnes atteintes d'exostoses, de syphilides. Comme le dit Patissier, elles peuvent aussi réparer les ravages de ce traitement, prises en boissons et en gargarismes. Elles cicatrisent les ulcères de la bouche et du voile du palais, raffermissent, en rendant à l'estomac et au cœur, l'énergie qu'ils ont perdue; elles dissipent la maigreur et rendent au malade les forces. Comme eaux thermales, elles ont une grande efficacité contre les rhumatismes, la sciatique, le lombago.

Les aigreurs rebelles, lorsqu'on a lieu de soupçonner, par les causes qui ont précédé, que ces accidents sont dus à l'atonie du tube digestif, cessent ordinairement par l'emploi de ces eaux ; les pâles couleurs, la débilité générale, les leucorrhées, les engorgements vasculaires de la matrice, la stérilité, le catarrhe chronique de la vessie, peuvent aussi être combattus par leur usage. Il faut éloigner de l'emploi de ces eaux, les personnes d'un tempérament sanguin, pléthorique, disposées aux congestions cérébrales, à l'épilepsie, aux anévrismes, ainsi que toutes celles qui sont atteintes de maladies d'un caractère un peu aigu, comme le cancer, le scorbut et la goutte, etc.

ART. 6.

Mode d'administration. — On fait usage de ces eaux en boisson, respiration, douches, injections, bains et lotions. Leur dose en boisson est de deux à quatre verres et même six, suivant la tolérance de l'estomac, en vingt-quatre heures.

Ces eaux sont très transportables.

ART. 7.

Propriétés médicales des eaux ferrugineuses de Berthemont. — C'est surtout dans les maladies qui paraissent résulter d'une diminution dans le sang, de la proportion normale du fer, que ces eaux conviennent. Les excellents résultats de ces eaux, qui ne paraissent guère d'abord devoir être en rapport avec la petite quantité du fer qu'elles contiennent, peuvent être attribués à l'association du fer avec l'acide carbonique.

Ces eaux sont facilement tolérées par l'estomac ; elles augmentent l'appétit, facilitent la digestion, impriment à l'organisme un caractère de force et de bien-être, qui se traduit à l'extérieur par un teint clair, plus animé, et par un accroissement de gaîté, d'agilité et de force. Ces phénomènes apparaissent surtout chez les jeunes filles au teint pâle, chlorotique, anémique, et dans tous les cas où il est nécessaire de donner du ton aux organes et de fortifier la constitution en agissant sur le sang même.

Elles peuvent être conservées très bien, même après le transport, et utilisées dans les mêmes circonstances.

ART. 8.

Hygiène du buveur d'eau minérale. A la pointe du jour, dans la belle saison, on va boire les eaux à la source. On les prend par verres de 150 à 200 grammes, dont on augmente le nombre, selon la tolérance de l'estomac. On laisse entre chaque verre un intervalle d'un quart d'heure, d'une demi-heure, que l'on consacre le plus souvent à un exercice modéré. Lorsqu'on boit à la source, il faut avaler tout d'un trait, sans donner le temps à l'eau de perdre son gaz et sa chaleur.

Si on envoie chercher l'eau au lieu de la boire à la source, il faut l'enfermer dans un vase qui s'oppose à l'évaporation des principes volatils. On peut aussi boire les eaux dans les bains, dans le lit, ou en se promenant selon qu'elles passent mieux. L'eau passe bien lorsqu'elle ne pèse pas sur l'estomac, n'excite pas d'envies de vomir, ne cause, ni gêne, ni douleur de tête, et qu'au bout d'un quart-d'heure, d'une demi-heure, on se sent disposé à boire un second verre.

Si on ne suit pas cette marche et que l'on fasse comme beaucoup de baigneurs que l'on a vu de tout temps, dans tous les établissements, on compromet plus ou moins le succès de la cure. Pline s'en plaignait « bon nombre de malades dit-il, se font gloire de rester plusieurs heures de suite dans des bains très-chauds, ou de boire l'eau minérale outre mesure, ce qui est également dangereux. »

Il ne faut jamais commencer par boire une grande quantité d'eau; cette conduite occasionne des pesanteurs d'estomac, des douleurs générales, des gastrites, des fiévres inflammatoires, billeuses, et des insomnies qu'il faut éviter chez les personnes épuisées, et en général, les femmes qui ont leurs époques doivent suspendre le traitement minéral qui leur est souvent trop excitant dans ce moment.

Il ne faut déjeûner qu'une heure ou deux après avoir cessé de boire, lorsque l'on sent l'estomac entièrement libre et le besoin de prendre quelques aliments.

On ne doit pas terminer l'emploi des eaux d'une manière brusque; mais, sur la fin, diminuer progressivement la dose et revenir à la quantité par laquelle on a commencé. (PATISSIER).

ART. 9.

Hygiène du baigneur. — Il faut s'abstenir du bain lorsque le corps est très fatigué ou en sueur, Patissier ajoute; « et ne jamais y entrer que trois ou quatre heures après le repas et autant que l'on ne ressent pas de pesanteur à l'estomac; » l'oubli de cette précaution a souvent occasionné des accidents jusqu'à l'apoplexie.

Pendant la durée de leurs menstrues, les femmes doivent s'éloigner du bain. Il n'est pas toujours indifférent de se plonger dans un bain; le poids que l'eau exerce à la surface du corps étant en raison directe de la masse de liquide. *Il est toujours à propos au malade d'être fixé sur la chaleur que doit avoir son bain devant être relative à sa maladie.* C'est ordinairement le matin à jeun que l'on va au bain ; en général, un seul bain suffit.

Lorsque les bains *très chauds* sont indiqués, l'on n'y arrive que graduellement, et lorsqu'on aura atteint la température voulue, les bains chauds seront de courte durée. On peut boire avec avantage les eaux minérales pendant la durée du bain. En général, il faut alors se dispenser de manger ; mais si le malade éprouve de la faiblesse, une défaillance, on peut lui donner du bouillon. Quelquefois les vapeurs d'eau minérale occasionnent la syncope, qui cesse dès que le baigneur respire un air frais, ou qu'on lui fait boire un peu de vin pur.

La durée du bain chaud est de quinze à vingt minutes ; il faut en sortir dès que l'on éprouve des anxiétés, des étourdissements, un peu de vertige. La durée du bain tempéré de 30 à 32 degrés est d'une demie heure à deux heures, et même davantage, selon l'état des forces du malade et des besoins de la maladie. Au sortir de ces bains il faut se garder de l'impression du froid pendant tout le reste de la journée : il est même souvent utile en sortant du bain tempéré de mettre dans un lit chaud le malade, s'il est excessivement débilité. Si l'excitation produite est trop vive, en sortant du bain le malade prend un pédiluve dans l'eau thermale, principalement s'il y a tendance aux congestions cérébrales.

Les baigneurs doivent toujours être chaudement vêtus, et s'abstenir des habits d'été ; la transpiration est essentielle, pendant le traitement, par les eaux thermales.

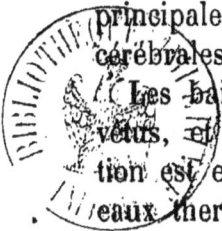

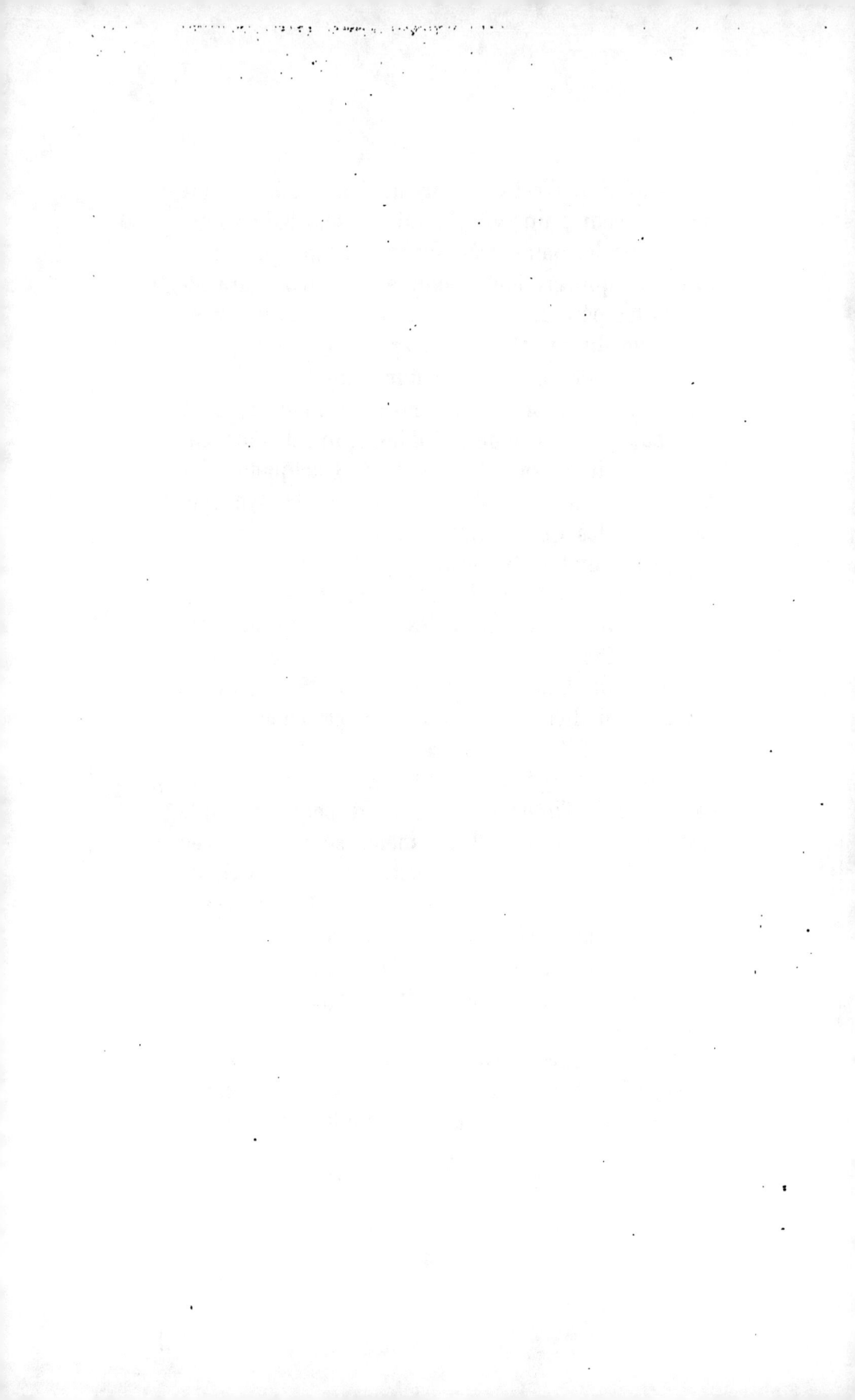

www.ingramcontent.com/pod-product-compliance
Lightning Source LLC
Chambersburg PA
CBHW032252210326
41520CB00048B/3646